**Bernard Sawadogo**
**Tshimanga Mufuta**
**Laurent Ouedraogo**

# Factores de risco para o insucesso do tratamento da tuberculose no Burkina Faso

Bernard Sawadogo
Tshimanga Mufuta
Laurent Ouedraogo

# Factores de risco para o insucesso do tratamento da tuberculose no Burkina Faso

ScienciaScripts

Cover image: www.ingimage.com

This book is a translation from the original published under ISBN 978-3-659-86330-1.

Publisher:
Sciencia Scripts
is a trademark of
Dodo Books Indian Ocean Ltd. and OmniScriptum S.R.L publishing group

120 High Road, East Finchley, London, N2 9ED, United Kingdom
Str. Armeneasca 28/1, office 1, Chisinau MD-2012, Republic of Moldova, Europe
Managing Directors: Ieva Konstantinova, Victoria Ursu
info@omniscriptum.com

Printed at: see last page
**ISBN: 978-620-8-39175-1**

# Índice de conteúdo

## Acrónimos e abreviaturas

**AFB:** Acid-Fast Bacilli

**DOTS:** Directly Observed Treatment Strategy

**DST**: Drug Susceptibility and Testing

**EPTB:** Extrapulmonary tuberculosis

**MDR-TB:** Multi drug resistant tuberculosis

**NTP:** National Tuberculosis Programme

**PTB:** Pulmonary tuberculosis

**PTB+:** Pulmonary tuberculosis, sputum smear-positive

**PTB-:** Pulmonary tuberculosis, sputum smear-negative

**TB:** Tuberculosis

**WHO:** World Health Organisation

# Agradecimentos

A grande lição que aprendi durante a realização deste estudo é que as pessoas são realmente maravilhosas para um estranho que tem um pedido de ajuda. Sempre que recorri a pessoas, recebi respostas positivas, quer sob a forma de materiais escritos, quer sob a forma de novos contactos, encorajamentos e, acima de tudo, amizade. Por conseguinte, um "obrigado" adequado encheria certamente mais um monte de páginas. Por isso, limito-me aqui a algumas das pessoas maravilhosas que me ajudaram neste estudo. Várias destas pessoas já eram minhas amigas, mas um número incrível tornou-se amigo em resultado deste estudo (por exemplo, gestores de distritos, enfermeiros do centro de diagnóstico e tratamento da TB). Só esta dádiva fez com que todo o esforço valesse a pena. Os meus agradecimentos são aleatórios e nenhuma parte da lista é secundária em relação a qualquer outra. A lista é, no entanto, muito incompleta. Os meus agradecimentos vão para os enfermeiros dos centros de diagnóstico e tratamento da TB que ajudaram a preencher os questionários.

Desejo reconhecer e apreciar os esforços e o apoio do Prof. Mufuta Tshimanga, do Prof. Laurent Ouedraogo, do Dr. Khin San Tint, os meus supervisores, e da Sra. Loveness, que me ajudou nos aspectos estatísticos. Há muitas pessoas que me levaram a empreender este programa de formação e uma delas é a Dra. Bernice Harris, diretora do Programa de Formação em Epidemiologia de Campo e Laboratórios da África do Sul (SAFELTP). A sua orientação e contributo técnico foram cruciais desde a concetualização inicial até à finalização deste relatório. Gostaria também de agradecer ao Dr. Ousmane Badolo e ao Dr. Denis Yelbeogo do Programa de Formação Laboratorial e de Epidemiologia de Campo da África Ocidental (WAFELTP) pela sua assistência. Os meus colegas da coorte de residentes do SAFELTP de 2009 e também os estudantes do MPH (Mestrado em Saúde Pública) da Universidade de Pretória deram-me um apoio semelhante e inestimável. Agradeço à Dra. Olivia Namussi da AFENET (Rede Africana de Epidemiologia de Campo) pela sua assistência e ao Sr. David Mukanga, Diretor Executivo da AFENET, pelo financiamento da minha investigação e ao CDC Atlanta pelo financiamento dos meus estudos. Por último, mas não menos importante, agradeço profundamente a todos aqueles que contribuíram de uma forma ou de outra, especialmente os meus familiares e não esquecendo os amigos, mas que não são mencionados aqui.

## Dedicatórias

Este trabalho é dedicado à minha mulher, aos meus três filhos e a todos os membros da família Sawadogo, em particular aos meus queridos pais, irmãos e irmãs, que incansavelmente me ajudaram moral e materialmente ao longo da minha vida como estudante e, mais ainda, como filho e irmão. Todos eles continuam a ser uma fonte constante de inspiração e figuras mentoras na definição do verdadeiro significado de sucesso e realização.

## Resumo

No Burkina Faso, o insucesso do tratamento da TB aumentou de 2,5% em 2000 para 8,3% em 2006. Os factores de risco associados ao insucesso do tratamento não são bem conhecidos. Este estudo visa determinar os factores associados ao insucesso do tratamento entre os doentes com tuberculose pulmonar em quatro regiões sanitárias do Burkina Faso em 2009 e recomendar projectos de intervenção baseados nos factores de risco identificados, a fim de reduzir o insucesso do tratamento.

Trata-se de um estudo de controlo de casos entre doentes com TB pulmonar em quatro regiões de saúde do Burkina Faso em 2009. Os casos eram doentes com TB pulmonar que iniciaram o tratamento da TB em 2009 e permaneceram com baciloscopia positiva ou voltaram a ter baciloscopia positiva após 5 meses de tratamento e os controlos eram doentes com TB pulmonar que iniciaram o tratamento da TB em 2009 e passaram a ter baciloscopia negativa após 5 meses de tratamento. Foram administrados questionários estruturados para medir a associação. Foi utilizado o teste do qui-quadrado para comparar as proporções. A análise bivariada e multivariada foi utilizada para determinar os factores de risco. Os factores com $p<0,05$ foram considerados como factores associados estatisticamente significativos.

A amostra é constituída por cem casos e cem controlos. Na análise bivariada, verificou-se que o facto de ser do sexo masculino, a não recolha de medicamentos para a TB nos centros de TB, a existência de uma doença subjacente, a baciloscopia de expetoração positiva após 2 meses de tratamento, a história de efeitos secundários dos medicamentos para a TB, a não toma de medicamentos para a TB, a utilização de medicamentos ou ervas tradicionais e a história de tratamento anterior da TB estavam associados ao insucesso do tratamento da TB. Na análise multivariada, a existência de doença subjacente, a baciloscopia de expetoração positiva após 2 meses de tratamento como índice, a não toma de medicamentos para a TB e a utilização de medicamentos ou ervas tradicionais continuaram a ser factores independentes associados ao insucesso do tratamento da TB.

Este estudo identificou factores associados ao insucesso do tratamento da TB. Estes factores podem ser abordados através da formação de profissionais de saúde sobre a gestão de casos de TB, envolvendo curandeiros tradicionais que fornecem medicamentos tradicionais ou ervas no programa educativo sobre a TB, fornecendo aos serviços orientações claras sobre a gestão de doentes com TB com doença subjacente no centro de TB. A capacidade do laboratório nacional de referência tem de ser reforçada para efetuar testes de suscetibilidade aos medicamentos e monitorização de rotina dos medicamentos.

# CAPÍTULO 1

## 1.1 INTRODUÇÃO

A tuberculose (TB) é, segundo todas as estimativas, um importante problema de saúde mundial. Em 1993, a Organização Mundial de Saúde (OMS) declarou um estado de emergência global para a TB, devido ao aumento constante da doença a nível mundial [1]. Em 1995, o Tratamento Diretamente Observado de Curta Duração (DOTS) foi estabelecido como a intervenção-chave para conseguir o controlo da TB a nível mundial [1]. A estratégia tem por objetivo: (1) reduzir a morbilidade e a mortalidade; (2) reduzir a transmissão; e (3) diminuir o aparecimento de estirpes resistentes aos medicamentos [2]. Os medicamentos antituberculose de primeira linha recomendados para adultos são: Isoniazida (H), Rifampicina (R), Pirazinamida (Z), Etambutol (E), Estretomicina (S). A OMS recomendou que os novos doentes (aqueles que não têm antecedentes de tratamento prévio da TB ou que receberam menos de um mês de medicamento anti-TB) recebam um regime com 6 meses de rifampicina: 2HRZE/4HR [3]. Depois de falharem o regime de primeira linha, os doentes devem adotar o regime de retratamento: 2HRZES/1HRZE/5HRE [3]. Para os doentes com TB pulmonar com baciloscopia positiva tratados com medicamentos de primeira linha, a baciloscopia da expetoração deve ser efectuada no final da fase intensiva do tratamento (após 2 meses) e após 5 meses de tratamento. Num doente novo, se a amostra obtida no final da fase intensiva (após 2 meses) for positiva, a baciloscopia da expetoração deve ser efectuada no final do terceiro mês. Se a amostra obtida no final do terceiro mês for positiva, deve ser efectuada uma cultura de expetoração e um teste de suscetibilidade aos medicamentos. No final do tratamento de cada doente individual, os resultados do tratamento devem ser registados.

Os objectivos globais da estratégia DOTS consistiam em atingir 70% de deteção de casos e 85% de taxas de cura até 2005 [1]. A estratégia melhorou a taxa de cura a nível mundial. Em 2007, 5,5 milhões de casos de TB foram notificados pelos programas DOTS (99% do total de casos notificados). A taxa de deteção de novos casos de baciloscopia positiva no âmbito do DOTS foi de 63%, um pequeno aumento em relação aos 62% registados em 2006, mas ainda assim 7% abaixo do objetivo de 70% fixado em 2000 (e mais tarde redefinido para 2005) pela Assembleia Mundial da Saúde (AMS) em 1991. A taxa de deteção de casos foi de 47% na região africana [2]. A taxa de sucesso do tratamento de novos casos positivos de baciloscopia tratados em programas DOTS em 2006 atingiu o objetivo de 85% estabelecido pela primeira vez pela AMS em 1991. A taxa de sucesso do tratamento foi de 75% na Região Africana [2].

A nível mundial, estima-se que tenham ocorrido 9,27 milhões de casos de TB em 2007. Este número representa um aumento em relação aos 9,24 milhões de casos registados em 2006, aos 8,3 milhões de casos registados em 2000 e aos 6,6 milhões de casos registados em 1990 [2]. A maioria dos novos casos estimados em 2000 ocorreu na Ásia (55%) e em África (31%). Dos 9,27 milhões de casos de TB incidentes em 2007, estima-se que 1,37 milhões (15%) eram seropositivos; 79% destes casos seropositivos ocorreram na região africana e 11% na região do Sudeste Asiático [2]. A nível mundial, as taxas atingiram um pico de 142 por 100 000 habitantes em 2004. Em 2007, estima-se que tenha havido 139 casos incidentes por 100 000 habitantes. Estima-se que houve 13,7 milhões de casos prevalentes de TB em 2007 (206 por 100 000 habitantes), uma diminuição em relação aos 13,9 milhões de casos (219 por 100 000 habitantes) registados em 2006 [2]. A taxa de declínio é lenta, inferior a 1% por ano.

Em África, a tuberculose continua a ser uma causa importante, mas negligenciada, de morbilidade e mortalidade adulta e infantil, com uma estimativa de 1,6 milhões de novos casos infecciosos e 600 000 mortes por ano. A tuberculose é uma das causas evitáveis mais comuns de morte prematura por um único agente infecioso na região. Dados de notificação recentes indicam que pelo menos 20% dos novos casos de baciloscopia positiva são notificados na Região. Além disso, nove (9) dos vinte e dois (22) países com elevada incidência de TB a nível mundial situam-se na região africana [3].

No Burkina Faso, a TB é um grande flagelo sanitário, juntamente com a SIDA, a malária e vários outros parasitas. A incidência da TB, em todas as suas formas, aumentou de 198/100 000 habitantes em 2000 para 241/100 000 habitantes em 2004, antes de diminuir para 226/100 000 habitantes em 2007 [2].

### 1.2 Antecedentes

O Burkina Faso é um país sem litoral da África Ocidental, com uma população total de 14 731 167 habitantes em 2008. O país está dividido em 13 regiões administrativas e 63 distritos sanitários. O sistema de prestação de cuidados de saúde está organizado de acordo com as estruturas administrativas:

Organização administrativa com 3 níveis:

- Nível central, que inclui todas as direcções e direcções de programas de saúde, como o Programa Nacional de Tuberculose, no âmbito do Gabinete do Ministério da Saúde e do Secretário-Geral do Ministério e do Ministro da Saúde;
- O nível intermédio que inclui as direcções regionais de saúde (13 no país);
- O nível periférico que inclui os distritos sanitários (63 no país).

Prestação de cuidados de saúde com 3 níveis: os cuidados de saúde públicos estão organizados em 3 níveis que prestam cuidados de saúde primários, secundários e terciários:

- O primeiro nível é representado pelos distritos de saúde que contêm centros de cuidados de saúde primários (1 352 no país em 2007), centros de diagnóstico e tratamento da TB (81 no país em 2009) e o hospital distrital que é um centro de referência dentro do distrito (44 no país em 2008);
- O segundo nível é representado pelo hospital regional que é um centro de referência para os hospitais distritais da região (9 em 2008);

- O terceiro nível é representado pelos hospitais académicos/ensino que são centros de referência de topo (3 no país em 2008).

Para além destes prestadores de cuidados de saúde públicos, existem muitos prestadores de cuidados de saúde privados e tradicionais.

O Programa Nacional de Tuberculose iniciou a estratégia DOTS em 1995 e cobre 100% do país com 81 centros de diagnóstico e tratamento da tuberculose. O país dispõe de 106 laboratórios onde é efectuado o exame de rotina da baciloscopia da expetoração e de dois laboratórios nacionais de referência. Os testes de suscetibilidade aos medicamentos (DST) e os testes de cultura microbiológica ainda não estão disponíveis nos laboratórios nacionais de referência. Os centros de cuidados de saúde primários encaminham os doentes suspeitos de tuberculose (tosse com duração superior a 2 semanas) para o centro de diagnóstico e tratamento da tuberculose para diagnóstico e tratamento.

Desde 2003, os cuidados e o tratamento dos doentes com TB foram descentralizados dos hospitais distritais e dos centros de diagnóstico e tratamento da TB para alguns centros de cuidados de saúde primários. Trinta e cinco por cento dos centros de cuidados de saúde primários, onde o tratamento da TB foi descentralizado, recolhem esfregaços de expetoração de doentes suspeitos e enviam-nos para o centro de diagnóstico e tratamento da TB. Também lhes são fornecidos medicamentos para os doentes com tuberculose.

O diagnóstico e o tratamento da tuberculose baseiam-se nas seguintes definições de caso das diretrizes do Programa Nacional de Tuberculose:

- Suspeito de tuberculose: Qualquer pessoa que apresente sintomas ou sinais sugestivos de tuberculose, nomeadamente tosse de longa duração (mais de 2 semanas);

- Caso de tuberculose: Um doente em que a tuberculose foi confirmada bacteriologicamente ou diagnosticada por um médico;

- Caso definitivo de tuberculose: Um doente com uma cultura positiva para o complexo *Mycobacterium tuberculosis* ou um doente com duas baciloscopias de expetoração positivas para bacilos álcool-ácido resistentes (BAAR);

- Tuberculose pulmonar (PTB): refere-se à doença que envolve o parênquima pulmonar;

- Tuberculose pulmonar, baciloscopia de expetoração positiva (PTB+):

- Dois ou mais exames iniciais de esfregaço de expetoração positivos para AFB, ou

- Um exame de esfregaço de expetoração positivo para AFB mais anomalias radiográficas consistentes com PTB ativa, conforme determinado por um médico, ou

- Um esfregaço de expetoração positivo para AFB e uma cultura de expetoração positiva para *M. tuberculosis*.

- Tuberculose pulmonar, baciloscopia negativa (PTB-): caso de PTB que não corresponde à definição supra de tuberculose com baciloscopia positiva;

- A tuberculose extrapulmonar (TEPTB) refere-se à tuberculose de um órgão que não os pulmões. O diagnóstico deve basear-se numa amostra de cultura positiva ou em provas histológicas ou clínicas fortes;

- Novo: Um doente que nunca recebeu tratamento para a tuberculose ou que tomou medicamentos antituberculose durante menos de 1 mês;

- Recidiva: Um doente previamente tratado para a tuberculose que foi declarado curado ou completou o tratamento e é diagnosticado com tuberculose bacteriologicamente positiva (baciloscopia ou cultura);

- Tratamento após incumprimento: Um paciente que retorna ao tratamento, positivo bacteriologicamente, após interrupção do tratamento por 2 meses ou mais;

- Transferência de entrada: Um doente que foi transferido de outro registo de TB para continuar o tratamento;

- Outros: Todos os casos que não se enquadram nas definições anteriores;

- Caso crónico: Um doente que é positivo na expetoração no final de um regime de retratamento;

-Tratamento após insucesso: Um doente que inicia um novo regime de tratamento depois de ter falhado o tratamento anterior

Os resultados do tratamento são definidos como se segue:

- Curado: Um doente que inicialmente tinha cultura ou baciloscopia de expetoração positiva no início do tratamento, mas que era negativo no último mês de tratamento e em pelo menos uma ocasião anterior;

- Tratamento concluído: Um doente que completou o tratamento mas que não preencheu os critérios para ser classificado como uma cura ou um insucesso do tratamento;

- Insucesso do tratamento: Um novo doente com cultura ou baciloscopia de expetoração positiva após cinco meses ou mais tarde durante o tratamento;

- Morreu: Um doente que morreu por qualquer causa durante o tratamento;

- Incumprimento: Um doente cujo tratamento foi interrompido durante dois meses consecutivos;

- Transferido para fora: Um doente que foi transferido para um estabelecimento de saúde de outra unidade básica de gestão e cujo resultado do tratamento não é conhecido;

- Tratado com sucesso: Um doente que foi curado ou que completou o tratamento.

As diretrizes recomendam a utilização dos seguintes medicamentos antituberculose: Isoniazida (H), Rifampicina (R), Pirazinamida (Z), Etambutol (E), Estretomicina (S).

## 1.3 Problema de investigação

No Burkina Faso, de um total de 14 227 (96/100 000 habitantes) novos casos de tuberculose com baciloscopia positiva estimados pela OMS [2] em 2007, apenas 2 614 (18%) foram detectados e notificados. Destes novos casos positivos de baciloscopia, 73% foram tratados com êxito. Estes valores são inferiores ao objetivo do controlo global da TB, que é de, pelo menos, 70% de taxa de deteção de casos e 85% de taxa de sucesso do tratamento [2]. Os medicamentos contra a tuberculose são fornecidos gratuitamente pelo governo.

Nos últimos anos, registaram-se progressos no acompanhamento dos doentes, tendo a taxa de incumprimento diminuído de 16,3% em 2000 para 5,6% em 2007 [5]. Contudo, a taxa de sucesso do tratamento de novos esfregaços positivos atingiu apenas 73% em 2006, devido à elevada taxa de mortalidade (12%) e à taxa de insucesso do tratamento (8%).

A taxa de insucesso do tratamento aumentou de 4,1% em 2003 para 8,3% em 2006, antes de diminuir para 7% em 2007 [5].

Quatro das 13 regiões sanitárias do Burkina Faso (Norte, Centro-Norte, Centro-Sul e Região Sanitária Central-Plateau) notificaram 50% de insucesso do tratamento [5]. Apesar de o número de doentes que não conseguiram fazer o tratamento da TB não ser elevado, a taxa de insucesso do tratamento é um problema importante devido à possibilidade de estes doentes poderem albergar bacilos de Mycobacterium tuberculosis resistentes. O insucesso do tratamento constitui um encargo para a saúde e para a economia, uma vez que o doente continua a ser uma fonte de infeção na comunidade e pode levar ao desenvolvimento de multirresistência, para além do encargo económico indireto atribuído à ausência e à incapacidade de trabalhar.

## 1.4 Justificação da investigação

Existe informação muito limitada sobre os factores que levam ao insucesso do tratamento da TB no Burkina Faso. O conhecimento dos factores associados ao insucesso do tratamento da TB poderia ajudar os profissionais de saúde a identificar os factores de stress pessoais específicos que inibem a adesão ao tratamento da TB, bem como os impedimentos a nível dos prestadores de serviços para conseguir a conclusão do tratamento. Este estudo visa identificar estes factores associados ao insucesso do tratamento da TB em quatro regiões de saúde onde o insucesso do tratamento é notificado. Prevê-se que os resultados desta investigação sejam utilizados para desenvolver um local de intervenção que irá pilotar a utilização de abordagens inovadoras de gestão de casos para reduzir a taxa de insucesso do tratamento da TB, assegurar a conclusão do tratamento entre os doentes com TB pulmonar e prevenir a multirresistência à TB.

# CAPÍTULO 2

## REVISÃO DA LITERATURA

O insucesso do tratamento da TB é definido como uma cultura positiva contínua ou recorrente durante o decurso da terapêutica antituberculose. Após 3 meses de terapêutica com múltiplos fármacos para a tuberculose pulmonar causada por organismos sensíveis aos fármacos, 90-95% dos doentes terão uma cultura negativa e apresentarão uma melhoria clínica [6]. Assim, os doentes com cultura positiva após 3 meses de tratamento eficaz devem ser avaliados cuidadosamente para identificar a causa do atraso na conversão. As possíveis razões para o insucesso do tratamento em doentes que recebem regimes adequados incluem [6]: não adesão ao regime de medicamentos, resistência aos medicamentos, má absorção dos medicamentos, erro laboratorial e variação biológica extrema na resposta.

Foram realizados vários estudos em todo o mundo para examinar os resultados do tratamento da TB, os factores de risco para os maus resultados do tratamento da TB, a não adesão ao tratamento da TB e o insucesso do tratamento da TB. Numa análise recente da Noruega, onde a maioria dos doentes com TB são imigrantes, a idade avançada e a resistência à isoniazida (INH) foram factores de risco significativos para o insucesso do tratamento [8]. Na Finlândia, um estudo de coorte sobre os factores de risco para um mau resultado do tratamento da TB concluiu que os factores de risco significativos incluíam: sexo masculino, idade avançada, imunossupressão não relacionada com o VIH, história prévia de TB e pausa no tratamento [9]. No Brasil, os investigadores descobriram que o atraso no tratamento, o tratamento anterior da TB, os factores relacionados com o estilo de vida, o analfabetismo e o consumo excessivo de álcool, e o facto de não ter recebido apoio familiar estavam associados ao insucesso do tratamento [10]. Nos EUA, um estudo descobriu que a doença cavitária, numerosos BAAR na baciloscopia inicial e a ausência de história prévia de tuberculose eram os factores independentemente associados a um maior número de dias para a conversão da baciloscopia e da cultura [11]. Outro estudo referiu que a interrupção de pelo menos um dos três medicamentos padrão devido a efeitos secundários foi necessária em 134 de 519 doentes (23%) que inicialmente receberam a terapêutica padrão isolada ou em combinação com outro medicamento [12]. Também a interrupção definitiva do tratamento com isoniazida, rifampicina ou pirazinamida devido a efeitos secundários graves ou à recorrência de sintomas de reexposição foi necessária em 121 dos 519 (23%) [12].

Fry et al, na Rússia, referiram que os obstáculos à conclusão do tratamento da TB em geral eram a falta de abrigo, o desemprego, o alcoolismo, a toxicodependência e a dificuldade em tolerar a medicação para a TB com doenças co-mórbidas como o VIH e a hepatite [13].

Na África do Sul, um estudo sobre a prevalência de razões para a interrupção do tratamento anti-tuberculose por parte dos doentes referiu que as razões apresentadas para a interrupção incluíam a mudança de local de habitação, não ter dinheiro para ir à clínica, sentir-se melhor, efeitos secundários do medicamento, não conhecer o curso do tratamento, incapacidade física, clínica demasiado longe e medicamento não disponível na clínica [14]. No Uganda, os factores associados à TB multirresistente no momento da inscrição incluíam uma história de insucesso do tratamento, múltiplos episódios anteriores de TB e cavidades presentes na radiografia do tórax. No Uganda, os factores associados à TB multirresistente incluíam um historial de insucesso do tratamento, múltiplos episódios de TB e cavidades presentes na radiografia do tórax [15]. Na Etiópia, os homens têm mais probabilidades de morrer ou de faltar ao trabalho do que as mulheres, e os idosos têm mais probabilidades de morrer do que os jovens. O facto de ser do sexo feminino, o grupo etário 15-24 anos, a tuberculose pulmonar com baciloscopia positiva e o facto de ser residente em meio urbano foram associados a uma taxa de sucesso do tratamento mais elevada [16].

Nos Camarões, um estudo referiu que a idade igual ou superior a 40 anos e a baciloscopia de expetoração 3+ ou pré-tratamento estavam significativamente associadas à não conversão da baciloscopia de expetoração no final de dois meses de tratamento. Também a baciloscopia positiva persistente no final de dois meses de tratamento foi significativamente associada a resultados desfavoráveis do tratamento [17]. Um estudo de caso-controlo anterior realizado no Egito com o objetivo de investigar os factores de previsão do insucesso do tratamento concluiu que o incumprimento do tratamento, uma educação sanitária deficiente para o doente, um conhecimento insuficiente do doente sobre a doença e a diabetes mellitus como condição co-mórbida eram factores de risco significativos [18]. Na Nigéria, uma coorte de doentes com tuberculose pulmonar com baciloscopia positiva no início da terapêutica e seguidos até ao final do tratamento, ao oitavo mês, indicou que o sexo masculino e um conhecimento deficiente da tuberculose eram factores preditivos de um mau resultado do tratamento [19].

No Burkina Faso, um estudo realizado no centro de referência para a TB (Centro Nacional de Tuberculose em Ouagadougou) com 110 doentes que tinham sofrido insucesso, recaída e abandono do tratamento durante pelo menos 1 mês observou uma prevalência de 67,4% de resistência aos medicamentos para *a M.Tuberculosis* [20]. Ao estudar os factores de risco da tuberculose multirresistente (MDR) em quatro centros do Burkina Faso, o contacto conhecido com a tuberculose e o tratamento anterior foram factores de risco significativamente associados à MDR-TB [21].

# CAPÍTULO 3

## FINALIDADE E OBJECTIVOS

### 3.1 Objectivos do estudo

O objetivo do estudo foi identificar os factores associados ao insucesso do tratamento da TB e sugerir medidas de controlo adequadas em quatro regiões sanitárias do Burkina Faso, 2009, a fim de reduzir o insucesso do tratamento da TB.

### 3.2 Objectivos do estudo

- Determinar os factores associados ao insucesso do tratamento da TB entre os doentes com TB pulmonar em quatro regiões sanitárias do Burkina Faso, 2009.

- Recomendar um projeto de intervenção com base nos factores identificados associados, a fim de reduzir o insucesso do tratamento da TB.

# CAPÍTULO 4

## MÉTODOS

### 4.1 Definição de termos

- A tuberculose pulmonar é definida como tendo dois ou mais exames de baciloscopia de expetoração positivos para bacilos álcool-ácido resistentes;

- Curado: doente que completou o tratamento completo contra a tuberculose e que, após 5 meses de tratamento, a baciloscopia da expetoração era negativa;

- Insucesso do tratamento: a baciloscopia de expetoração manteve-se ou tornou-se positiva após 5 meses de tratamento anti-TB após o início do tratamento;

- Atraso no tratamento: o intervalo de tempo entre o diagnóstico de TB e o início dos medicamentos anti-TB é superior a 14 dias;

- Incapacidade de tomar o medicamento contra a tuberculose: que não tomou o medicamento contra a tuberculose durante 14 dias ou mais ;

- Não recolha de medicamentos para a TB no centro de saúde: foi considerada não recolha de medicamentos para a TB no centro de saúde quando os medicamentos tinham esgotado o stock;

- com doença subjacente: doentes que declararam ter uma doença crónica, como doença hepática, doença renal, VIH/sida;

- ter um membro da família que cuida: doentes que têm um membro da família que o ajuda a alimentar, transportar e lembrar-lhe de tomar o medicamento para a TB.

- Não cumprimento: Doente com TB que falhou ≥ 2 semanas consecutivas de terapia ou em que o tratamento foi prolongado >30 dias mais do que o planeado devido a doses falhadas.

### 4.2 Contexto do estudo

O Burkina Faso é um país sem litoral na África Ocidental. Está rodeado por seis países: Mali a norte, Níger a leste, Benim a sudeste, Togo e Gana a sul e Cote d'ivoire a sudoeste, ver figura 1.

A situação da TB nos locais de estudo é apresentada no quadro A. Este quadro não tem em conta os óbitos, as transferências e os incumpridores.

**Tabela A**: Incidência de TB por local de estudo, Burkina Faso, 2007.

| Local de estudo | Pop 2008 | Número de novos esfregaços positivos em 2008 | Incidência de TB 2008 por 100 000 | Sucesso do tratamento 2007 | Insucesso do tratamento 2007 | Morte e transferência |
|---|---|---|---|---|---|---|

| | | | | | | |
|---|---|---|---|---|---|---|
| Região Norte | 1 246 189 | 167 | 14/100 000 | 64.5% | 17.5% | 18% |
| Região centro-norte | 1 263 245 | 127 | 10/100 000 | 68% | 10.2% | 21.8% |
| Região centro-planalto | 731 389 | 96 | 13/100 000 | 69.9% | 17.3% | 12.9% |
| Região Centro-Sul | 674 112 | 77 | 12/100 000 | 72.2% | 11.1% | 16.7% |
| Total para o país | 14 731 167 | 2 737 | 19/100 000 | 72.2% | 7% | 20.8% |

Fonte: Anuário estatístico do Burkina Faso 2008

As regiões sanitárias do Norte, Centro-Norte, Centro-Sul e Central-Plateau têm 431 centros de cuidados de saúde primários onde são investigadas as suspeitas de TB e 27 centros de diagnóstico e tratamento da TB onde são efectuados exames de baciloscopia da expetoração e administrado tratamento aos doentes com TB [6]. O estudo foi efectuado em todos os 27 centros de TB destas quatro regiões de saúde.

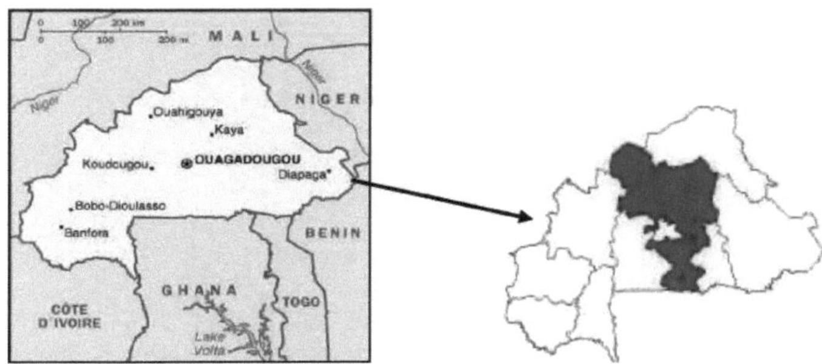


**Figura 1**: mapas que mostram o Burkina Faso, os países vizinhos e os locais do estudo (sombreado a vermelho)

1: Região Norte3 : Região Centro-Plateau

2: Região Centro-Norte4 : Região Centro-Sul

### 4.3 Conceção do estudo

Foi realizado um estudo de caso-controlo.

### 4.4 População do estudo

A população do estudo incluiu doentes com TB pulmonar nas regiões de saúde do Norte, Centro-Norte, Centro-Sul e Central-Plateau do Burkina Faso em 2009. Os casos eram doentes com TB pulmonar (hospitalizados ou não) que iniciaram o tratamento da TB em 2009 e permaneceram com baciloscopia positiva, ou voltaram a ter baciloscopia positiva, após 5 meses de tratamento e os controlos eram doentes com TB pulmonar (hospitalizados ou não) que iniciaram o tratamento da TB em 2009 e passaram a ter baciloscopia negativa após 5 meses de tratamento. Para cada caso de TB pulmonar, escolhemos um controlo do mesmo centro de diagnóstico e tratamento da TB e do mesmo período de início do tratamento (no prazo de 30 dias). Os casos e os controlos não foram emparelhados para qualquer fator de confusão suspeito.

### 4.5 Amostragem e dimensão da amostra

Os casos foram selecionados a partir do registo de diagnóstico e tratamento da TB com início em 1st de janeiro de 2009. Os controlos também foram selecionados a partir do mesmo registo que os casos. Para cada caso, um controlo foi o primeiro doente curado após o caso no registo. Os entrevistadores registaram o endereço físico dos doentes e procuraram-nos para as entrevistas. Em caso de recusa, o participante (caso ou controlo) era substituído pelo doente seguinte de cada grupo. Para o tamanho da amostra, utilizou-se a regra de thump, sendo necessárias 10 observações por fator em estudo [22, 23]. O nosso estudo incidiu sobre 10 variáveis, com uma amostra de pelo menos 100 doentes para cada grupo.

### 4.6 Critérios de inclusão

Qualquer doente que preenchesse os três critérios seguintes era elegível para seleção:

- com baciloscopia positiva no início do tratamento entre 1st janeiro de 2009 e dezembro de 2009 nas quatro regiões sanitárias do Burquina Faso;

- em tratamento contra a tuberculose entre 1st janeiro de 2009 e dezembro de 2009 nas quatro regiões sanitárias do Burkina Faso;

- com resultado de exame de esfregaço de expetoração após 5 ou 6 meses de tratamento entre 1st janeiro de 2009 e dezembro de 2009 nas quatro regiões sanitárias do Burkina Faso.

### 4.7 Critérios de exclusão

Foram excluídos todos os doentes com TB que morreram, faltaram ou foram transferidos durante o período do estudo, bem como os que não cumpriam os critérios de inclusão.

### 4.8 Técnicas e ferramentas

Os dados foram recolhidos por entrevista presencial e por revisão do registo laboratorial, utilizando um questionário estruturado administrado por um entrevistador. O questionário foi desenvolvido e aprovado pelo supervisor do estudo e pelo Comité de Ética da Universidade de Pretória. Foi depois testado no centro de diagnóstico e tratamento da TB de Ouahigouya, no Burkina Faso, durante o mês de agosto de 2010, após a aprovação do Secretário-Geral do Ministério da Saúde do Burkina Faso. O objetivo do piloto era determinar a viabilidade da amostragem, se a pergunta pode medir as variáveis dos objectivos do estudo, e o fluxo e as formulações adequadas das perguntas contidas no instrumento de recolha de dados. O questionário foi normalizado antes da recolha de dados (ver Anexo 1).

As entrevistas aos doentes foram efectuadas por profissionais de saúde que trabalham nos centros de diagnóstico e tratamento da TB. As entrevistas foram efectuadas na residência do doente, num ambiente descontraído e propício. Os profissionais de saúde envolvidos no estudo receberam formação em técnicas de entrevista e foram supervisionados pelo investigador.

As variáveis consideradas neste estudo incluíam as caraterísticas do doente (idade, sexo), factores relacionados com o doente (ter um membro da família a tomar conta do doente, receber apoio da família, como comida, dinheiro e transporte, não visitar o centro de TB para obter o medicamento para a TB, não tomar o medicamento para a TB, resultado do exame de baciloscopia da expetoração no início do tratamento, após 2 meses e 5 meses de tratamento, existência de doença subjacente) e factores relacionados com o medicamento (história de tratamento anterior da TB, utilização de medicamentos ou ervas tradicionais, história de efeitos secundários do medicamento para a TB, atraso no tratamento).

Durante a supervisão, analisámos todos os questionários preenchidos, garantindo que todas as perguntas tinham sido feitas e que todas as instruções do questionário tinham sido seguidas. Se necessário, os questionários que estavam incompletos ou incorretamente preenchidos eram devolvidos ao entrevistador e a respectiva secção era novamente preenchida. Foi também efectuada uma chamada telefónica diária para saber o número de questionários preenchidos. Todos os questionários foram verificados logo que possível após a sua devolução. Quando a informação estava em falta ou não era clara, pedia-se ao entrevistador que resolvesse a questão. Esta supervisão e verificação no terreno foi particularmente útil para colmatar as lacunas de informação e reconciliar as incoerências. Além disso, permitiu ao investigador identificar os entrevistadores que continuavam a cometer os mesmos erros e fornecer-lhes a ajuda ou o feedback necessários para melhorarem o seu trabalho.

Selecções aleatórias de 8-10% das entrevistas foram verificadas quanto à qualidade através de uma segunda ronda de entrevistas pelo investigador. As verificações envolveram a confirmação das respostas do respetivo paciente que os inquiridores tinham efetivamente realizado, bem como a confirmação dos principais itens de dados recolhidos no inquérito.

### 4.9 Considerações éticas

A proposta de investigação foi submetida ao Comité de Ética da Universidade de Pretória e ao Comité de Ética para a Investigação em Saúde do Burkina Faso. A aprovação ética foi concedida durante o mês de agosto de 2010 (ver anexo 2 e anexo 3). A autorização para utilizar dados laboratoriais sobre a TB e administrar o questionário nas quatro regiões sanitárias do Burquina Faso foi também solicitada por escrito ao Ministério da Saúde do Burquina Faso. A autorização para efetuar o estudo foi concedida pelo Secretário-Geral do Ministério da Saúde do Burkina Faso (ver anexo 4). A TB está fortemente associada ao VIH/SIDA, que estigmatiza e discrimina os doentes de TB. A TB tornou-se difícil de discutir em público. A identidade dos inquiridos não foi registada. A confidencialidade era importante e as informações sobre os doentes não foram disponibilizadas a pessoas fora da equipa de estudo. Foi ainda garantido aos inquiridos que não seriam utilizados identificadores pessoais para publicação. O formulário de consentimento informado foi assinado pelos inquiridos e o parecer favorável foi dado se o doente tivesse menos de 18 anos. Os questionários foram guardados num armário fechado à chave e os dados foram guardados num computador portátil protegido por uma palavra-passe. Os participantes receberam informações sobre a TB e os que não aderiram ao tratamento da TB receberam educação sanitária e conselhos.

### 4.10 Análise dos dados

Os dados foram introduzidos no programa Epi Info versão 3.5.1 e limpos por dupla entrada para detetar e corrigir erros e inconsistências na base de dados não detectados durante a primeira verificação da qualidade. A informação em falta foi acrescentada através da consulta do questionário em papel. A análise dos dados foi efectuada utilizando também o programa Epi Info versão 3.5.1. As variáveis contínuas, como a idade, foram analisadas utilizando estatísticas de síntese, como a mediana. Para os dados categóricos, foram calculadas as proporções de cada fator para os casos e para os controlos. Foram também calculados os odds ratios e os respectivos intervalos de confiança a 95%. A estratificação por idade e sexo foi efectuada para verificar a existência de modificadores de efeito e de factores de confusão. Os factores associados ao insucesso do tratamento com valor $p \leq 0,2$ na análise bivariada foram incluídos num modelo de regressão logística multivariada para estudar a associação dos factores ao insucesso do tratamento. Nesta análise multivariada, os factores com $p<0,05$ foram considerados estatisticamente significativos. O software Excel foi utilizado para a elaboração dos gráficos.

A variável de resultado foi o insucesso do tratamento da TB. Esta variável é categórica (0, 1) e as variáveis de exposição foram contínuas (idade) e categóricas (grupo etário, sexo do doente, resultado do exame de baciloscopia da expetoração no início do tratamento, após 2 e 5 meses de tratamento, doença subjacente, não ter ido ao centro de TB para obter o medicamento para a TB, não ter tomado o medicamento para a TB, membro da família ter cuidado (membro da família fica com o doente no hospital), ter recebido apoio da família, história de tratamento anterior da TB, utilização de medicamentos ou ervas tradicionais, história de efeitos secundários do medicamento para a TB e atraso no tratamento).

Para a análise estratificada, efectuámos os seguintes passos:

- realizámos uma análise bruta, calculando o OR bruto para cada fator com intervalo de confiança e valor de p;

- Estratificámos os dados por potenciais factores de confusão e modificadores de efeito (grupo etário e sexo). Calculámos o OR específico por estrato; foram considerados os grupos etários < 45 anos e 45 anos ou mais; foi escolhido o ponto de corte de 45 anos para poder comparar com outros estudos;

- avaliámos a modificação do efeito comparando a OR específica do estrato;

- Se a modificação do efeito estiver presente (OR específicos do estrato diferem uns dos outros), parámos e comunicámos OR específicos do estrato;

- Se a modificação do efeito estiver ausente (OR específica do estrato semelhante), avaliámos e controlámos a confusão conforme necessário, comparando a OR específica do estrato com a OR bruta. Se o valor do OR bruto não se situar no intervalo entre o OR específico do estrato mais pequeno e o maior, existe confusão.

- Em seguida, calculámos a média ponderada do OR específico do estrato (OR sumário de Mantel-Haenszel) e comparámos o OR ajustado com o OR bruto para ver se eram "sensivelmente diferentes".

Foi também efectuada uma análise multivariada para medir o efeito de múltiplos factores de risco no insucesso do tratamento da TB. Todos os factores de risco com um valor de p < 0,2 na análise bivariada foram introduzidos no modelo. A variável de resultado binária ou variável dependente foi o estado do caso (0/1; 0 para controlo e 1 para caso). As variáveis independentes binárias ou variáveis de exposição foram: sexo do doente (0/1), baciloscopia de expetoração positiva após 2 meses (sim/não), existência de doença subjacente (sim/não), não ter ido ao centro de TB para obter o medicamento para a TB (sim/não), não ter tomado o medicamento para a TB (sim/não), membro da família ter tomado conta (sim/não), ter recebido apoio da família (sim/não), antecedentes de tratamento anterior para a TB (sim/não), utilização de medicamentos tradicionais ou ervas (sim/não) e antecedentes de efeitos secundários do medicamento para a TB (sim/não).

O modelo de regressão logística foi:

Logit (Casestatus) = sexo do doente + baciloscopia de expetoração positiva após 2 meses + existência de doença subjacente + não ter ido ao centro de tuberculose para obter o medicamento para a tuberculose + não ter tomado o medicamento para a tuberculose + membro da família ter tomado conta do doente + ter recebido apoio da família + antecedentes de tratamento anterior da tuberculose + utilização de medicamentos ou ervas tradicionais + antecedentes de efeitos secundários do medicamento para a tuberculose.

Iniciámos o processo com um modelo simples e fomos construindo até chegarmos ao que consideramos ser o nosso melhor e último modelo, tendo em consideração as variáveis significativas com valor p inferior a 0,05.

# CAPÍTULO 5

## RESULTADOS

### 5.1 Análise univariada

O rendimento dos casos e dos controlos por região é apresentado no quadro 5.1. A maioria (60%) era da região de saúde Norte.

**Quadro 5.1**: Doentes de TB (casos e controlos) por região sanitária, Burquina Faso, 2009.

| ***Região de saúde*** | ***Casos n (%)*** | **Controlos n (%)** |
|---|---|---|
| Norte | 60 (60%) | 60 (60%) |
| Central-Plateau | 16 (16%) | 16 (16%) |
| Centro-Norte | 14 (14%) | 14 (14%) |
| Centro-Sul | 10 (10%) | 10 (10%) |
| Total | 100 (100%) | 100 (100%) |

A idade média foi de 39,5 anos (variando de 18 a 77 anos) para os casos e de 38,5 anos (variando de 18 a 82 anos) para os controlos.

Como se pode ver no quadro 5.2, os casos e os controlos eram comparáveis em termos de idade, exceto no grupo etário com menos de 25 anos. Os casos eram mais masculinos, enquanto os controlos tinham quase a mesma proporção entre homens e mulheres.

**Quadro 5.2:** Caraterísticas dos doentes com TB (casos e controlos) em quatro regiões sanitárias do Burkina Faso, janeiro-dezembro de 2009.

| ***Caraterísticas*** | ***Casos n (%)*** | **Controlos n (%)** |
|---|---|---|
| Grupo *etário* | | |
| < 25 anos | 2 (2%) | 12 (12%) |
| 25-44 anos | 59 (59%) | 54 (54%) |
| 45-54 anos | 21 (21%) | 17 (17%) |
| > 55 anos | 18 (18%) | 17 (17%) |
| Sexo dos doentes | | |
| Feminino | 27 (27%) | 44 (44%) |
| Masculino | 73 (73%) | 56 (56%) |

Os casos e os controlos também eram comparáveis no que diz respeito ao estado civil, ao nível de educação e à profissão.

## 5.2 Análise bivariada

Na análise bivariada, na tabela 5.3, o sexo foi significativamente associado ao insucesso do tratamento da TB. Os casos tinham duas vezes mais probabilidades de serem do sexo masculino (p=0,006) do que os controlos. Ter menos de 45 anos de idade é protetor. No entanto, não é estatisticamente significativo.

**Quadro 5.3**: Insucesso do tratamento da TB por grupo etário e sexo entre casos e controlos em quatro regiões de saúde do Burkina Faso, janeiro-dezembro de 2009

| Factores | Casos n (col%) | Controlo (col%) | nOU | IC 95% | valor de p |
|---|---|---|---|---|---|
| Idade | | | | | |
| < 45 anos | 61 (61%) | 66 (66%) | 0.80 | 0.45 - 1.43 | 0.23 |
| Mais de 45 anos | 39 (39%) | 34 (34%) | | | |
| Sexo do doente Masculino Feminino | 73 (73%)<br>27 (27%) | 56 (56%)<br>44 (44%) | 2.12 | 1.17 - 3.84 | 0.006 |

OR=Razão ímpar CI=Intervalo de confiança

## 5.3 Factores relacionados com o doente

A Tabela 5.4 mostra os factores relacionados com o doente. De entre todos estes factores, ter uma baciloscopia de expetoração positiva após 2 meses de tratamento (OR= 8,90; IC95%: 4,65-17,01), ter uma doença subjacente (OR= 4,67; IC95%: 1,82-12,07), não ter recolhido os medicamentos para a TB no centro de TB (OR= 4,40; 95%:1,2-16,14), não ter tomado os medicamentos para a TB (OR=17,41; IC95%:5,13-58,98), foram significativamente associados ao insucesso do tratamento da TB (p<0,05). As condições subjacentes comunicadas pelos doentes incluíam doença hepática, doença renal e outras doenças como o VIH, hipertensão arterial e asma (ver figura 1).

**Quadro 5.4**: Factores relacionados com o doente associados ao insucesso do tratamento da TB em quatro regiões de saúde do Burkina Faso, janeiro-dezembro de 2009

| Factores | Casos n (col%) | Controlo n (col%) | OU | IC95% | valor de p |
|---|---|---|---|---|---|
| Esfregaço de expetoração positivo em 2nd mês | | | 8.90 | 4.65-17.01 | <0.001 |
| Sim | 80 (80%) | 31 (31%) | | | |
| Não | 20 (20%) | 69 (69%) | | | |
| Condição subjacente | 23 (23%) | 6 (6%) | 4.67 | 1.82-12.07 | <0.001 |

| | | | | | |
|---|---|---|---|---|---|
| Sim | 77 (77%) | 94 (94%) | | | |
| Não | | | | | |
| Não recolha do medicamento para a tuberculose no centro de tuberculose | | | 4.40 | 1.2-16.14 | 0.014 |
| Sim | 12(12%) | | | | |
| Não | 88 (88%) | 3(3%) 97(97%) | | | |
| Não tomar o medicamento contra a tuberculose | | | 17.41 | 5.13- 58.98 | < 0.001 |
| Sim | 35 (35%) | 3 (3%) | | | |
| Não | 65 (65%) | 97 (97%) | | | |
| Membro da família toma conta do doente | | | 0.56 | 0.25-1.26 | 0.08 |
| Sim | 82(82%) | 89(89%) | | | |
| Não | 18(18%) | 11(11%) | | | |
| Recebe apoio da família | | | | | |
| Sim | 80(80%) | 86(86%) | 0.65 | 0.30-1.37 | 0.13 |
| Não | 20(20%) | 14(14%) | | | |

OR=Razão ímpar CI=Intervalo de confiança

A figura 2 mostra o número e o tipo de doenças subjacentes referidas pelos casos e pelos controlos.

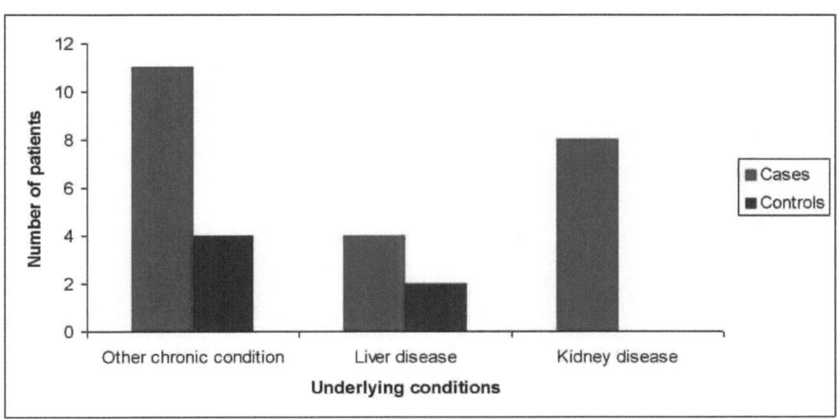


**Figura 2:** Condições subjacentes comunicadas pelos doentes com TB (casos e controlos) em quatro regiões sanitárias do Burquina Faso, janeiro-dezembro de 2009

### 5.4 Factores relacionados com a droga

A tabela 5.5 mostra que, entre os factores relacionados com os medicamentos para a TB avaliados, ter antecedentes de tratamento anterior da TB (OR=6,15; IC95%:1,73-21,87), utilização de medicamentos tradicionais ou ervas (OR=4,55; IC95%:2,15-9,61), antecedentes de efeitos secundários dos medicamentos para a TB (OR=2,52; IC95%:1,37-4,65) foram significativamente associados ao insucesso do tratamento da TB (p<0,05) (ver tabela 5.5).

**Quadro 5.5:** Factores relacionados com medicamentos associados ao insucesso do tratamento da TB em quatro regiões de saúde do Burquina Faso, janeiro-dezembro de 2009

| Factores | Casos n (col%) | Controlos (col%) | nOU | IC95% | Meio exato | p |
|---|---|---|---|---|---|---|
| Historial dos anteriores | | | | | | |
| Tratamento da tuberculose | | | 6.15 | 1.73 - 21.87 | <0.001 | |
| Sim | 16 (16%) | 3 (3%) | | | | |
| Não | 84 (84%) | 97 (97%) | | | | |
| Utilização de medicamentos/ervas tradicionais | 36 (36%) | 11 (11%) | 4.55 | 2.15 - 9.61 | < 0.001 | |
| Sim | 64 (64%) | 89 (89%) | | | | |

| Não | | | | | |
|---|---|---|---|---|---|
| Historial de efeitos secundários do medicamento para a TB | | | 2.52 | 1.37 - 4.65 | 0.001 |
| Sim | 77 (77%) | 57 (57%) | | | |
| Não | 23 (23%) | 43 (43%) | | | |
| Atraso no tratamento <14 dias | 98 (98%) | 99 (99%) | 0.49 | 0.04 - 5.54 | 0.5 |
| 14+ dias | 02 (2%) | 01 (01%) | | | |

O tempo médio entre o diagnóstico e o início do tratamento é de 3,5 dias, variando de 0 a 30 dias para os casos e de 2,5 dias, variando de 0 a 12 dias para os controlos. O atraso no início do tratamento é de 14 dias.

Os efeitos secundários dos medicamentos para a TB comunicados pelos doentes com TB (casos e controlos) foram náuseas/vómitos, tonturas, cólicas abdominais, erupção cutânea e diarreia (ver figura 3).

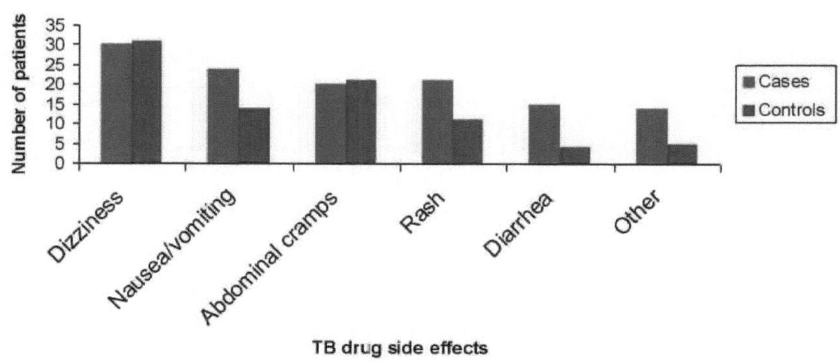


**Figura 3:** Efeitos secundários dos medicamentos para a TB notificados pelos doentes com TB (casos e controlos) em quatro regiões de saúde do Burquina Faso, janeiro-dezembro de 2009

Para os que utilizaram medicamentos ou ervas tradicionais, 8% dos casos contra 0% dos controlos deixaram de utilizar o medicamento para a TB, 5% dos casos contra 3% dos controlos tiveram vómitos e 9% dos casos contra 1% dos controlos tiveram diarreia, ver figura 4.

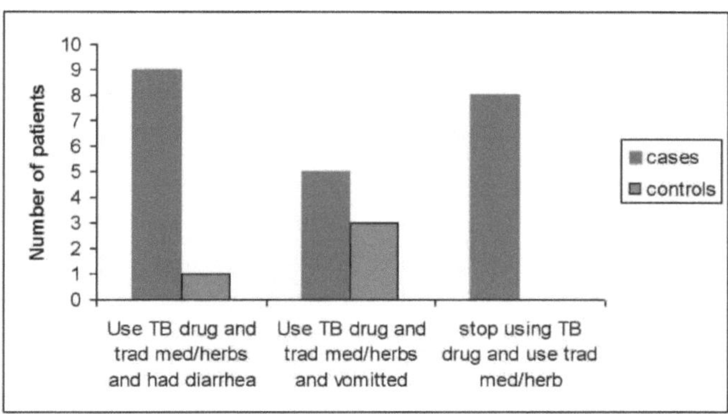


**Figura 4:** Utilização de medicamentos contra a tuberculose e de medicamentos ou ervas tradicionais por doentes com tuberculose (casos e controlos) em quatro regiões sanitárias do Burkina Faso, 2009.

### 5.5 : Análise de estratificação

Os factores associados ao insucesso do tratamento da TB foram estratificados por grupo etário e sexo para avaliar possíveis factores de confusão e modificação do efeito (ver quadros 5.6 e 5.7).

**Idade como modificador de efeito:**

A Tabela 5.6 mostra que as pessoas com menos de 45 anos tinham duas vezes mais probabilidades de ter baciloscopia positiva após 2 meses de tratamento do que as pessoas com 45 anos ou mais. A idade parece ser um modificador de efeito para a probabilidade de ter uma baciloscopia de expetoração positiva aos $2^{nd}$ meses de tratamento.

Entre os casos, as pessoas com menos de 45 anos tinham 4 vezes mais probabilidades de terem sido previamente tratadas para a TB do que as pessoas com 45 anos ou mais. A idade parece ser um fator de modificação do efeito.

Os casos com 45 anos ou mais têm 65% mais probabilidades de ter outra doença subjacente do que os casos com menos de 45 anos. A idade parece ser um fator de modificação do efeito.

Os casos com menos de 45 anos têm três vezes mais probabilidades de não se deslocarem ao centro de tuberculose para obterem o medicamento para a tuberculose do que os casos com mais de 45 anos.

A idade não é um fator de modificação do efeito da utilização de medicamentos ou ervas tradicionais, da história de efeitos secundários dos medicamentos contra a TB e do apoio recebido da família.

**Quadro 5.6**: Factores associados ao insucesso do tratamento da TB estratificados por grupo etário em quatro regiões sanitárias do Burkina Faso, janeiro-dezembro de 2009.

| Factores | Grupo etário | casos | controlos | OR bruto (IC95%) | Estrato específico (IC95%) | MH OR ajustado (IC95%) |
|---|---|---|---|---|---|---|
| Historial do Tratamento anterior da tuberculose | < 45 anos | | | | | |
| | Sim | 10 | 1 | 6.15 (1.73-21.87) | 12.74 (1.57-102.84) | NA |
| | Não | 51 | 65 | | | |
| | Mais de 45 anos | | | | | |
| | Sim | 6 | 2 | | 2.90 (0.54-15.49) | |
| | Não | 33 | 32 | | | |
| Não recolha da tuberculose medicamento do centro de tuberculose | < 45 anos | | | | | |
| | Sim | 7 | 1 | 4.40 (1.20-16.14) | 8.42 (1.00-70.63) | NA |
| | Não | 54 | 65 | | | |
| | Mais de 45 anos | | | | | |
| | Sim | 5 | 2 | | 2.35 (0.42-13.00) | |
| | Não | 34 | 32 | | | |
| Esfregaço de escarro positivo após 2 meses de tratamento | < 45 anos | | | | | |
| | Sim | 51 | 19 | 8.90 (4.65 -17.01) | 12.61 (5.32 - 29.87) | NA |
| | Não | 10 | 47 | | | |
| | Mais de 45 anos | | | | | |
| | Sim | 29 | 12 | | 5.31 (1.94 - 14.53) | |
| | Não | 10 | 22 | | | |
| Condição subjacente | < 45 anos | | | | | |
| | Sim | 12 | 4 | 4.67 (1.81-12.07) | 3.79 (1.15-12.50) | NA |
| | Não | 49 | 62 | | | |
| | Mais de 45 anos | | | | | |
| | Sim | 11 | 2 | | 6.28 (1.28-30.81) | |
| | Não | 28 | 32 | | | |
| Não tomar o medicamento contra a tuberculose | < 45 anos | | | | | |
| | Sim | 20 | 2 | | 15.60 (3.46 - 70.34) | |
| | Não | 41 | 64 | 17.41 (5.13 - 58.98) | | NA |
| | Mais de 45 anos | | | | | |
| | Sim | 15 | 1 | | 20.62 (2.54-166.99) | |
| | Não | 24 | 33 | | | |
| | <45 anos | | | | | |

| | | | | | | |
|---|---|---|---|---|---|---|
| | Sim | 20 | 6 | | 4.87 (1.80-13.19) | |
| Utilização de produtos tradicionais | Não | 41 | 60 | 4.55 (2.15-9.61) | | 4.49 (2.12-9.52) |
| medicamentos ou ervas | Mais de 45 anos | | | | | |
| | Sim | 16 | 5 | | 4.03 (1.28-12.66) | |
| | Não | 23 | 29 | | | |
| | <45 anos | | | | | |
| | Sim | 45 | 36 | | 2.34 (1.10-4.95) | |
| História da tuberculose | Não | 16 | 30 | 2.52 (1.37-4.65) | | 2.49 (1.35-4.60 |
| efeitos secundários dos medicamentos | Mais de 45 anos | | | | | |
| | Sim | 32 | 21 | | 2.82 (0.96-8.25) | |
| | Não | 7 | 13 | | | |
| | <45 anos | | | | | |
| | Sim | 47 | 55 | | 0.67 (0.27-1.61) | |
| Recebe apoio | Não | 14 | 11 | 0.65 (0.30-1.37) | | 0.63 (0.29-1.33) |
| da família | Mais de 45 anos | | | | | |
| | Sim | 33 | 31 | | 0.53 (0.12-2.31) | |
| | Não | 6 | 3 | | | |

**Sexo como modificador de efeito:**

O Quadro 5.7 mostra que, entre os casos de insucesso do tratamento da TB, os homens tinham três vezes mais probabilidades de ter uma baciloscopia de expetoração positiva após 2 meses de tratamento do que as mulheres. O sexo parece ser um modificador de efeito.

Além disso, os homens tinham oito vezes mais probabilidades de não tomar os medicamentos para a tuberculose do que as mulheres.

A idade parece interagir com o resultado da baciloscopia da expetoração após 2 meses de tratamento, a existência de doença subjacente, a história de tratamento anterior da TB, a não ida ao centro de TB para obter o medicamento para a TB e o sexo interage com o resultado laboratorial positivo após 2 meses de tratamento e a não toma do medicamento para a TB.

**Quadro 5.7**: Factores associados ao insucesso do tratamento da TB estratificados por sexo em quatro regiões de saúde do Burkina Faso, janeiro-dezembro de 2009.

| Factores | Sexo | Casos | Controlos | RUP bruto | OR específico do estrato | OR ajustado de MH |
|---|---|---|---|---|---|---|
| Esfregaço de escarro positivo após 2.º mês | Masculino | | | | | |
| | Sim | 58 | 23 | 8.90 (4.65-17.01) | 5.54 (2.54-12.08) | NA |
| | Não | 15 | 33 | | | |
| | Feminino | | | | | |
| | Sim | 22 | 8 | | 19.80 (5.74-68.20) | |
| | Não | 5 | 36 | | | |
| Não tomar TB drogas | Masculino | | | | | |
| | Sim | 30 | 1 | 17.41 (5.13-58.98) | 38.37 (5.02-292.74) | NA |
| | Não | 43 | 55 | | | |
| | Feminino | | | | | |
| | Sim | 5 | 2 | | 4.77 (0.85-26.62) | |
| | Não | 22 | 42 | | | |
| História da tuberculose efeitos secundários dos medicamentos | Masculino | | | | | |
| | Sim | 54 | 30 | 2.52 (1.37-4.65) | 2.46 (1.17-5.16) | 2.75 (1.46-5.18) |
| | Não | 19 | 26 | | | |
| | Feminino | | | | | |
| | Sim | 23 | 27 | | 3.62 (1.06-12.29) | |
| | Não | 4 | 17 | | | |
| Utilização de produtos tradicionais medicamentos ou ervas | Masculino | | | | | |
| | Sim | 27 | 6 | 4.55 (2.15-9.61) | 4.89 (1.85-12.91) | 4.52 (2.11-9.68) |
| | Não | 46 | 50 | | | |
| | Feminino | | | | | |
| | Sim | 9 | 5 | | 3.90 (1.14-13.31) | |
| | Não | 18 | 39 | | | |
| Condição subjacente | Masculino | | | | | |
| | Sim | 17 | 3 | 4.67 (1.81-12.07) | 5.36 (1.48-19.35) | 4.77 (1.80-12.58) |
| | Não | 56 | 53 | | | |
| | Feminino | | | | | |
| | Sim | 6 | 3 | | 3.90 (0.88-17.19) | |
| | Não | 21 | 41 | | | |
| Historial do anterior Tratamento da tuberculose | Masculino | | | | | |
| | Sim | 11 | 3 | 6.15 (1.73-21.87) | 3.13 (0.83-11.83) | 5.28 (1.54-18.03) |
| | Não | 62 | 53 | | | |
| | Feminino | | | | | |
| | Sim | 5 | 0 | | NA | |
| | Não | 22 | 44 | | | |
| Não visitar a tuberculose | Masculino | | | | | |
| | Sim | 9 | 0 | 4.40 (1.20-16.14) | NA | 5.56 (1.35-22.77) |
| | Não | 64 | 56 | | | |

| centro para obter medicamentos contra a tuberculose | Feminino | | | |
|---|---|---|---|---|
| | Sim | | | 1.70 (0.31-9.14) |
| | Não | 3 | 3 | |
| | | 24 | 41 | |

**5.6 : Análise multivariada**

Foi efectuada uma análise de regressão logística multivariada para estudar os factores associados ao insucesso do tratamento da TB, controlando simultaneamente outros possíveis factores associados (tabela 5.8). Os factores independentes, considerados significativos pelo teste do qui-quadrado na análise bivariada com um $p<0,2$, foram introduzidos no modelo: sexo do doente, baciloscopia de expetoração positiva após 2 meses, existência de doença subjacente, não recolha do medicamento para a TB, não ingestão do medicamento para a TB, cuidados por parte de um familiar, apoio recebido da família, antecedentes de tratamento anterior da TB, utilização de medicamentos ou ervas tradicionais, antecedentes de efeitos secundários do medicamento para a TB. Os factores que se verificou estarem significativamente associados ao insucesso do tratamento da TB na análise multivariada foram os seguintes

- Não tomar o medicamento contra a TB (OR=18,53; IC95%:4,56 - 75,22);
- Esfregaço de escarro positivo após 2 meses de tratamento (OR=11,52; IC95%:5,18-25,60);
- Existência de doença subjacente (OR=5,74; IC95%:1,69 - 19,44).
- Utilização de medicamentos tradicionais ou ervas (OR=2,97; IC95%:1,12 - 7,85);

**Quadro 5.8:** Análise multivariável dos factores associados ao insucesso do tratamento da TB (casos e controlos) em quatro regiões sanitárias do Burquina Faso, janeiro-dezembro de 2009.

| **Exposição** | **OU** | **IC95%** | **Valor de p** |
|---|---|---|---|
| Não tomar o medicamento contra a tuberculose | 18.53 | 4.56 - 75.22 | <0.001 |
| Esfregaço de escarro positivo após 2 meses de tratamento | 11.52 | 5.18 - 25.60 | <0.001 |
| Existência de Condição subjacente | 5.74 | 1.69 - 19.44 | 0.004 |
| Utilização de medicamentos/ervas tradicionais | 2.97 | 1.12 - 7.85 | 0.02 |
| Sexo do doente | 1.19 | 0.54 - 2.65 | 0.65 |
| Não recolha do medicamento para a tuberculose | 2.67 | 0.27 - 25.97 | 0.39 |
| Membro da família cuida | 1.44 | 0.20 - 10.02 | 0.71 |

| | | | |
|---|---|---|---|
| Recebeu apoio da família | 1.32 | 0.21 - 8.32 | 0.76 |
| Historial dos anteriores<br>Tratamento da tuberculose | 3.90 | 0.72 - 21.05 | 0.11 |
| História de efeitos secundários de medicamentos para a tuberculose | 1.33 | 0.57 - 3.10 | 0.49 |

# CAPÍTULO 6

## DISCUSSÃO

Este estudo de caso-controlo fornece informações sobre os factores associados ao insucesso do tratamento da TB entre os doentes com TB pulmonar em quatro regiões de saúde do Burkina Faso em 2009. Os factores associados foram a não toma do medicamento contra a TB, a realização de baciloscopia de expetoração positiva após 2 meses de tratamento, a existência de doenças subjacentes e a utilização de medicamentos ou ervas tradicionais.

### 6.1 Caraterísticas do doente:

O nosso estudo verificou que os casos têm duas vezes mais probabilidades de serem do sexo masculino (OR=2,12; IC95%: 1,17 - 3,84) do que os controlos. As actividades sociais dos homens podem provavelmente explicar esta situação. Os primeiros estudos também descobriram que o sexo masculino está associado ao insucesso do tratamento da TB [19, 24, 25]. Na análise multivariada do presente estudo, o sexo masculino não foi associado ao insucesso do tratamento da TB.

Embora a idade não tenha sido associada ao insucesso do tratamento da TB no nosso estudo, ela interage com algumas exposições deste estudo. Os casos com menos de 45 anos de idade tinham mais probabilidades de ter antecedentes de TB anterior, de não visitar o centro de TB para obter o medicamento para a TB, de ter uma baciloscopia de expetoração positiva após 2 meses de tratamento e de ter uma doença subjacente do que os casos com 45 anos de idade ou mais. Deve ser dada atenção aos doentes com TB com menos de 45 anos que estão a ser tratados para evitar o insucesso do tratamento.

### 6.2 Factores relacionados com o doente:

No nosso estudo, verificou-se que a baciloscopia de expetoração positiva após 2 meses de tratamento estava significativamente associada ao insucesso do tratamento da TB. Os casos tinham 11 vezes mais probabilidades de ter baciloscopia positiva após 2 meses de tratamento do que os controlos e esta associação aumentava no sexo masculino. Os estudos também referiram que os doentes que falham o tratamento da TB têm maior probabilidade de ter uma baciloscopia de expetoração positiva após 2 meses de tratamento [24, 27, 28]. Os investigadores da American Thoracic Society, do CDC e da Infectious Diseases Society of America afirmam que aproximadamente 80% dos doentes com TB pulmonar causada por organismos sensíveis aos medicamentos, que iniciam uma terapêutica com quatro medicamentos, terão culturas de expetoração negativas após 2 meses de tratamento [6]. Os doentes com culturas positivas após 2 meses de tratamento devem ser submetidos a uma avaliação cuidadosa para determinar a causa [6]. Os investigadores da American Thoracic Society, do CDC e da Infectious Diseases Society of America também referiram que, para os doentes com culturas positivas após 2 meses de tratamento e que não estavam a receber TDO, a razão mais comum para a não conversão é a não adesão ao regime [6]. Estudos efectuados na China e na Tailândia também referiram a relação entre um exame de expetoração positivo aos dois meses e o insucesso do tratamento [29, 30]. Munoz, na Etiópia, e Singla, na Índia, registaram resultados semelhantes [25, 31]. Estes doentes necessitarão de um acompanhamento mais intenso durante todo o tratamento, incluindo a fase de continuação.

Os casos tinham 5 vezes mais probabilidades de ter outra doença subjacente (doença hepática, doença renal, hipertensão arterial, VIH) do que os controlos. Esta probabilidade de ter uma doença subjacente aumentava com a idade do doente. Embora não existissem testes clínicos e biológicos para identificar e medir a doença hepática e renal no nosso estudo, os investigadores da American Thoracic Society, do CDC e da Infectious Diseases Society of America referiram que a insuficiência renal complica o tratamento da tuberculose porque alguns medicamentos para a TB são eliminados pelos rins [6]. Além disso, o tratamento da TB em doentes com doença hepática instável ou avançada é problemático por várias razões. Em primeiro lugar, a probabilidade de hepatite induzida por medicamentos pode ser maior. Em segundo lugar, as implicações da hepatite induzida por fármacos em doentes com reserva hepática marginal são potencialmente graves, ou mesmo potencialmente fatais [6]. O tratamento da tuberculose relacionada com o VIH é complexo e requer conhecimentos especializados no tratamento tanto da doença do VIH como da tuberculose, uma vez que os doentes infectados pelo VIH tomam frequentemente numerosos medicamentos, alguns dos quais interagem com os antituberculose [6]. A existência de uma doença subjacente está associada ao insucesso do tratamento da tuberculose, pelo que os doentes com tuberculose com doença subjacente devem ser objeto de consulta médica.

Independentemente disso, a utilização de medicamentos ou ervas tradicionais pode levar a doenças renais e hepáticas que também foram associadas ao insucesso do tratamento da TB. Os medicamentos ou ervas tradicionais podem interagir com a absorção e o metabolismo, inibindo assim o efeito do medicamento para a TB. A associação entre a utilização de medicamentos tradicionais ou ervas e o insucesso do tratamento da TB no nosso estudo explica-se pelo facto de a utilização de medicamentos tradicionais/ervas ser três vezes mais elevada nos casos do que no controlo. Os nossos resultados são semelhantes aos de Brouwer, que constatou que 73% dos seus doentes declararam não ter melhorado ou piorado com o tratamento tradicional e a utilização de ervas [38]. Devido ao grande número de curandeiros tradicionais que fornecem medicamentos tradicionais ou ervas aos doentes na comunidade, alguns dos quais são muito influentes, acreditamos que é importante envolver os curandeiros tradicionais como partes interessadas nas actividades educativas do programa nacional de controlo da TB. Os curandeiros precisam de ser ensinados a reconhecer doenças como a TB e a geri-las com tratamento anti-tuberculose comprovado. Mais importante ainda, um estudo de base populacional poderia fornecer provas mais definitivas.

No nosso estudo, os casos tinham 18 vezes mais probabilidades de não tomar a medicação para a

TB. Esta probabilidade é 8 vezes maior nos homens. Entre os casos, a razão mais comum para não tomar os medicamentos para a TB foi o facto de os efeitos secundários serem demasiado comuns ou demasiado incómodos. Outras razões para não tomar os medicamentos para a TB foram as viagens, o encerramento das unidades de saúde durante as greves e a ausência de profissionais de saúde para fornecer os medicamentos para a TB. As nossas conclusões são semelhantes às de Morsy no Egito, que referiu que 8 doses não tomadas estão associadas a um aumento do risco de insucesso do tratamento [18].

### 6.3 Factores relacionados com a droga

Verificou-se que ter um historial de tratamento anterior da TB estava associado ao insucesso do tratamento na análise bivariada, mas não estava estatisticamente associado ao insucesso do tratamento da TB na análise multivariada. No entanto, Maria [10] constatou que o historial de tratamento anterior da TB está associado ao insucesso e ao abandono do tratamento, o que constitui uma indicação clara da importância de concluir corretamente o tratamento da primeira vez e de monitorizar os doentes, oferecendo-lhes apoio adequado.

Na análise bivariada, os casos tinham 2 vezes mais probabilidades de sofrer efeitos secundários dos medicamentos contra a TB do que os controlos. Um estudo realizado na Índia também registou resultados semelhantes [31, 32].

Como acontece com todos os medicamentos, a quimioterapia combinada para a tuberculose está associada a uma incidência previsível de efeitos adversos, alguns ligeiros, outros graves [6]. É possível que, em alguns casos, o desconforto do doente devido ao efeito secundário do medicamento e o estigma associado ao facto de ter tuberculose se traduzam numa menor tolerância aos efeitos secundários da medicação. No entanto, este estudo não mede a gravidade dos efeitos secundários experimentados, a capacidade de tolerar os efeitos secundários e a quantidade de apoio que os participantes receberam para lidar com os efeitos secundários. Embora os efeitos secundários dos medicamentos para a TB não tenham sido significativamente associados ao insucesso do tratamento da TB na análise multivariada, os profissionais de saúde devem receber formação para gerir os efeitos secundários frequentes.

Este estudo de controlo de casos destaca os factores associados ao insucesso do tratamento da TB. Estes factores são: doentes que não tomaram os medicamentos para a TB, doentes com doenças subjacentes, como doenças hepáticas e renais, doentes que utilizaram medicamentos ou ervas tradicionais e doentes que ainda têm uma baciloscopia de expetoração positiva após 2 meses de tratamento. As diretrizes de tratamento anteriores recomendavam que, se a baciloscopia fosse positiva após 2 meses de tratamento, se continuasse a fase inicial durante mais um mês antes de prosseguir com a fase de continuação padrão de 4 meses. Esta recomendação foi concebida para locais com poucos recursos que não têm capacidade para efetuar culturas ou testes de sensibilidade aos medicamentos. Estas recomendações foram questionadas no nosso estudo e noutros estudos [25, 27, 28, 29, 30, 31], uma vez que o mês extra de tratamento antes de prosseguir com a fase de continuação padrão de 4 meses não garante o sucesso do tratamento no final dos 6 meses de tratamento. É necessário efetuar mais estudos para avaliar esta recomendação. Além disso, a capacidade do laboratório nacional de referência para efetuar testes de suscetibilidade aos medicamentos e a monitorização terapêutica de rotina dos medicamentos mais cedo em caso de não conversão após 2 meses de tratamento é muito importante.

O nosso estudo tem algumas limitações: o período de tempo decorrido entre o abandono do tratamento da TB e a entrevista foi de cerca de um ano, o que pode resultar num viés de memória. Além disso, as entrevistas foram efectuadas por profissionais de saúde dos centros de diagnóstico e tratamento da TB que conheciam previamente os doentes, o que pode levar a que os participantes respondam a determinadas perguntas com as respostas que consideram mais desejáveis socialmente (ou menos estigmatizantes), em vez de responderem com total honestidade.

Os factores relacionados com os serviços de saúde não foram investigados e podem desempenhar um papel no insucesso do tratamento da TB.

# CAPÍTULO 7

## 7.1 CONCLUSÃO

A tuberculose é, segundo todas as estimativas, um importante problema de saúde mundial. No Burkina Faso, a incidência de todas as formas de TB aumentou de 198/100 000 em 2000 para 241/100 000 em 2004. Em 2007, a taxa de deteção de casos e a taxa de sucesso do tratamento foram, respetivamente, de 18% e 73%, ou seja, abaixo do objetivo principal do controlo global da TB, que é de, pelo menos, 70% para a taxa de deteção de casos e 85% para a taxa de sucesso do tratamento. A taxa de insucesso do tratamento aumentou de 4,1% em 2003 para 8,3% em 2006. Quatro das 13 regiões sanitárias do Burkina Faso notificaram 50% da taxa de insucesso do tratamento. A informação sobre os factores que levam ao insucesso do tratamento da TB no Burkina Faso é muito limitada. Apesar de algumas limitações, como o viés de memória e a influência dos entrevistadores nas respostas dos participantes, este estudo fornece uma visão útil para compreender os desafios aos resultados do tratamento. Destaca a importância da identificação precoce dos pacientes que apresentam um risco acrescido de insucesso do tratamento, a fim de melhorar os resultados do tratamento da TB. Os factores de risco independentes para o insucesso do tratamento da TB identificados são a não toma dos medicamentos para a TB durante mais de 14 dias, a existência de doenças subjacentes, como doenças hepáticas e renais, a utilização de medicamentos ou ervas tradicionais e a realização de uma baciloscopia de expetoração positiva após 2 meses de tratamento. Outros factores que foram significativamente associados ao insucesso do tratamento da TB na análise bivariada, mas não na análise multivariada, como o facto de ser do sexo masculino, não se ter deslocado ao centro de tratamento da TB para obter os medicamentos para a TB e ter antecedentes de tratamento anterior da TB, também devem ser considerados para melhorar os resultados do tratamento da TB. Estas conclusões podem ser importantes para além das quatro regiões de saúde do país com uma elevada taxa de insucesso do tratamento da TB.

Os factores relacionados com os serviços de cuidados de saúde não foram investigados e podem também desempenhar um papel no insucesso do tratamento da TB. Por conseguinte, é necessário estudar os desafios específicos dos centros de saúde para uma elevada taxa de sucesso do tratamento da TB no nosso meio.

## 7.2 RECOMENDAÇÕES

Com base nestas conclusões, recomendámos o seguinte:

- Para melhorar a adesão ao tratamento da tuberculose, o programa nacional de controlo da tuberculose deve formar os profissionais de saúde nos centros de tratamento da tuberculose em matéria de gestão de casos de tuberculose. Esta formação deve incluir o apoio aos cuidados dos doentes, o pacote de tratamento, a gestão individual mais próxima dos casos e o apoio ao tratamento, em especial aos doentes que se queixam de efeitos secundários dos medicamentos.

- Para evitar a utilização incorrecta de medicamentos tradicionais ou ervas pelos doentes com TB, o coordenador do controlo da TB em cada distrito deve envolver os curandeiros tradicionais que fornecem estes medicamentos nas actividades educativas do programa relativas ao controlo da TB. Os curandeiros têm de ser ensinados a reconhecer a TB e a encaminhar os doentes precoces para o centro de tratamento da TB em vez de lhes darem medicamentos ou ervas tradicionais. É necessário efetuar mais estudos para determinar a temporalidade entre a utilização de medicamentos tradicionais ou ervas e o insucesso do tratamento da TB.

- Os profissionais de saúde dos centros de luta contra a tuberculose devem dispor de diretrizes claras sobre a gestão dos doentes com tuberculose com doenças subjacentes, como as doenças hepáticas e renais. Estas diretrizes devem incluir o diagnóstico destas doenças subjacentes, o seu tratamento, a interação com os medicamentos contra a TB, a necessidade de ajustar as doses dos medicamentos contra a TB, onde e quando consultar um médico, etc. A formação pode melhorar a utilização destas diretrizes.

- Os doentes com esfregaço positivo após 2 meses de tratamento necessitam de um acompanhamento mais intenso durante todo o tratamento, incluindo a fase de continuação. É necessário reforçar a capacidade dos laboratórios nacionais de referência para efetuar mais cedo testes de suscetibilidade aos medicamentos e monitorização terapêutica de rotina dos medicamentos em caso de não conversão após 2 meses de tratamento.

**Papel da fonte de financiamento**

O financiamento deste estudo foi fornecido pela Rede Africana de Epidemiologia de Campo (AFENET).

## Referências

1- Organização Mundial de Saúde. Atraso no diagnóstico e no tratamento. WHO-EM/TDR/009/E. 2006.

2- Organização Mundial de Saúde. Controlo global da tuberculose: epidemiologia, estratégia, financiamento: Relatório da OMS 2009. Genebra: WHO/HTM/TB/2009.411

3- Organização Mundial de Saúde. Tratamento da tuberculose: diretrizes 4th edition. WHO/HTM/TB/2009.420

4- ONUSIDA/OMS. Relatório sobre a epidemia mundial de SIDA, julho de 2008.

5- Ministério da Saúde do Burkina Faso. Anuário estatístico 2008

6- CDC. Treatment of Tuberculosis (Tratamento da tuberculose). American Thoracic Society. CDC, e Sociedade de Doenças Infecciosas da América. MMWR, 20 de junho, vol 52, N. RR-11, 2003

7- Organização Mundial de Saúde. Estratégia de controlo da TB/VIH para a região africana

8- Fara M, Tverdall A, Steen T, Heldall E, Brantsaeter A, Bjune G. Resultado do tratamento da nova tuberculose pulmonar com cultura positiva na Noruega. BMC Saúde Pública 2005, 5:14

9- Tuula V, Pekka H, Jukka O, Kari L, Maarit K, Petri R. Factores de risco para o mau resultado do tratamento da tuberculose na Finlândia: um estudo de coorte. BMC Saúde Pública 2007, 7:291

10- Maria F, Ricardo A.A.X, Wayner V.S, Andrea T.D, Odimariles M.S. Fatores associados à falência do tratamento, abandono e óbito em uma coorte de pacientes com tuberculose em Recife, Pernambuco, Brasil. Cad. Saude Publica vol 23 N°7 Rio de Janeiro julho 2007

11- Telzak E.E, Fazal B.E, Pollard C.L, Justman J.E, Blum S. Factores que influenciam o tempo de conversão da expetoração em doentes com tuberculose pulmonar com baciloscopia positiva. Clinical Infectious Diseases 1997; 25:666-70.

12- Schaberg T, Rebhan K, Lode H. Factores de risco para efeitos secundários da isoniazida, rifampicina e pirazinamida em doentes hospitalizados por tuberculose pulmonar. Eur Respir J, 9, 2026-2030, 1996

13- Fry R.S, Khoshnood , Vdovichenko E, Granskaya J, Sazhin V, Shpakovskaya V et al. Barreiras à conclusão do tratamento da tuberculose entre reclusos e ex-reclusos em São Petersburgo, Rússia. Int J Tuberc Dis 9 (9) 2005; 1027-1033.

14- Kandel T.R, Mfenyana K, Chandria J, Yogeswaran P. A prevalência e as razões para a interrupção do tratamento anti-tuberculose pelos doentes no centro de saúde de Mbekweni, no distrito de King Sabata Dalindyebo, na província de Cabo Oriental. SA Farm Pract 2008; 50 (6) 47.

15- Beth T, Irene A, Sam O, Helen N, Susan K, Susan N et al. Taxa e amplificação da resistência aos medicamentos entre os doentes com tuberculose previamente tratados em Kampala, Uganda.

Clin Infect Dis. 2008, 1 de novembro; 47 (9): 1126-1134.

16- Belay T, Abebe M, Assegedech B, Dieter R, Frank E, Ulrich S. Treatment outcome of tuberculosis patients at Gondar University teaching hospital, North West Ethiopia. Um estudo retrospetivo de cinco anos.

17- Kuaban C, Bame R, Mouangue L, Djella S, Yomgni C. Não conversão da baciloscopia de expetoração em novos doentes com tuberculose pulmonar com baciloscopia positiva em Yaounde, Camarões. East Afr Med J. 2009 May; 86 (5): 219-25.

18- Morsy A.M., Zaher H.H., Hassan M.H, Shouman A. Predictors of treatment failure among tuberculosis patients under DOTS strategy in Egypt. Jornal de Saúde do Mediterrâneo Oriental, 9 (4), 2003

19- Akinola A, Abimbola S, Afolabi B. Treatment outcomes among pulmonary tuberculosis patients at treatment centers in Ibadan, Nigeria. Anais da Medicina Africana. Vol 8, N°2; 2009:100-104

20- Sangare L, Diande S, Dingtoumda B I, Mourfou A, Ouedraogo F & al. Mycobacterium tuberculosis drug-resistance in previously treated patients in Ouagadougou, Burkina Faso. Anais de Medicina Africana vol 9, N 1; 2010:15-9

21- Souba Diande, Lassana Sangare, Seni Kouanda, Benoit I Dingtoumda, Adama Mourfou, Francis Ouedraogo & al. Factores de risco para a tuberculose multirresistente em quatro centros do Burkina Faso, África Ocidental. Microbiol drug resistance. Vol 15, N 3, 2009.

22- Douglas G.A. Practical Statistics for Medical Research. Primeira edição 1991. EUA. Chapman & Hall: Boca Raton Londres Nova Iorque Whashington, DC. Página 349

23-Hosmer DW, Lemeshow S. Applied Logistic Regression. 2nd ed 2000. Nova Iorque. Páginas 346-347

24-William J. Burman, David L. Cohon, Cornelis A. Rietmeijer, Franklyn N. Judson, John A. Sbarbaro, Randall R. Reves. Noncompliance with Diretly Observed Therapy for Tuberculosis (Não cumprimento da terapia diretamente observada para a tuberculose). Chest 1997; 111; 1168-1173

25-M. Munoz-Sellart, L.E. Cuevas, M. Tumato, Y.Merid, M.A. Yassin. Factores associados ao mau resultado do tratamento da tuberculose no sul da Etiópia. Revista Internacional de Tuberculose e Doença Pulmonar, 14 (8): 973-979, 2010.

26-OMS.Tratamento da tuberculose: diretrizes para o programa nacional. Terceira edição, 2002. WHO/CDS/TB/2002.309. Genebra, Suíça

27- Chavez Pacha A.M., Blank R., Fawzi M.C., Bayona J., Becerra M.C, Mitnick C.D. Identifying early treatment failure on category I therapy for pulmonary tuberculosis in Lima Ciudad, Peru. Revista internacional de tuberculose e doenças pulmonares. Vol 8, N 1, 52-58, 2004.

28- Dembele S.M, Ouedraogo H.Z, Combary A, Saleri N, Macq J, Dujardin B. Taxa de conversão no seguimento de dois meses de pacientes com tuberculose com baciloscopia positiva no Burkina Faso. Int J Tubercu Lung Dis 2007 ; 11(12) : 1339-1344.

29- Zhao Feng-zen, M.H. Levy, Wen Sumin. Os resultados da microscopia da expetoração aos dois e três meses prevêem o resultado do tratamento da tuberculose. Revista internacional de tuberculose e doenças pulmonares 1(6):570-572, 1997

30- Rieder H.L. Sputum smear conversion during directly observed treatment for tuberculosis. Tuberculosis and Lung disease 77; 124-129, 1996.

31-Singla R, Srinath D, Gupta S, Visalakshi P, Khalid U.K, e outros. Risk fator for new pulmonary tuberculosis patients failing treatment under the revised National Tuberculosis Control programme, India. Jornal Internacional de Tuberculose e Doenças Pulmonares. Vol 13, N 4, pp 521-526, 2009.

32-Pandit N., Choudhary S.K. A study of treatment compliance in Diretly Observed Therapy for Tuberculosis (Um estudo da adesão ao tratamento em terapia diretamente observada para a tuberculose). India Journal of Community Medicine vol 31, N 4, outubro-dezembro, 2006.

33-Heller T, Lessels R.J, Barnighausen T, Cooke G.S, Mhlongo L, Master I, Newell M.L. Community-based treatment for multidrug-resistant tuberculosis in rural KwaZulu-Natal, South Africa. Int J Tuberc Lung Dis 2010; 14 (4): 420-426.

34-Zimbisayi Z, Valerie J.E. Experiências de um programa de tratamento da tuberculose baseado na comunidade na Namíbia: Um estudo de coorte comparativo. Revista Internacional de Estudos de Enfermagem 46 (2009) 302-309.

35-Mohan A, Nassir H, Niazi A. Does routine home visit improve the return rate and outcome of DOTS patients who delay treatment? East Mediterr Health J. 2003 July; 9(4): 702-8.

36-David J.H, Catherine O.J, Eyal O, Christopher S, Masahiro N. How soon should patients with smear-positive tuberculosis be released from inpatient isolation? Infect Control Hosp Epidemiol 2010; 31: 78-84.

37-Ouedraogo M, Kounda S, Dembele M, Ouedraogo S.M, Badoum G, et al. Obstáculos à aplicação do tratamento diretamente observado na cidade de Ouagadougou, Burkina Faso. Int J Tuberc Lung Dis 10 (2) : 188-191

38-Brouwer J.A, Boeree M.J, Kager P, Varkevisser C. M, Harries A.D. Traditional healers and pulmonary tuberculosis in Malawi. Int J Tuberc Lung Dis 2(3):231-234. 1998.

# Apêndices

**Anexo 1: Questionário sobre os factores associados ao insucesso do tratamento da tuberculose entre os doentes com tuberculose pulmonar em quatro regiões sanitárias do Burkina Faso, 2009**

**TÍTULO DO ESTUDO**: Factores de risco para o insucesso do tratamento da tuberculose entre os doentes de tuberculose em quatro regiões sanitárias do Burkina Faso, 2009.

**Identificação**

Região de saúde: ----------------------------------------------------------

Distrito: -----------------------------------------------------------------------

Centro de tuberculose: -----------------------------------------------

Nome do entrevistador: ---------------------------------------------------

Número de telefone: -------------------------------------------------------

Data da entrevista: -----------------------------------------------------

**Section A: Classificação do doente e resultado dos testes laboratoriais**

Assinale a caixa adequada

A-1 Data do diagnóstico (dd/mm/aaaa)___/ /_________

A-2 Data de início do tratamento (dd/mm/aa)___//_________

A-3 Hospitalizado Sim □ Não □

A-4 Resultado laboratorial obtido no início do tratamento Sim □ Não □

A-5 Resultado laboratorial negativo □ positivo □

A-6 Resultado do laboratório obtido em 2nd mês Sim □ Não □

A-7 Resultado laboratorial negativo □positivo □

A-8 Resultado do laboratório obtido em 5th mês sim □ Não □

A-9 Resultado laboratorial negativo □positivo □

**Section B: Factores sócio-demográficos**

Assinale a opção correta ou escreva a resposta no espaço reservado

| Questão | Categoria | Código |
|---|---|---|
| B-1 Sexo do doente | Homem□<br>Feminino□ | 1<br>2 |
| B-2 Que idade tem? | Idade em anos-------- | |
| B-3 Qual é a sua estado civil? | Casado□<br>Único□ | 1<br>2 |

| | | |
|---|---|---|
| | Viúvo ou divorciado □ | 3 |
| B-4 Qual é a sua formação completa? | Nenhum□<br>Primário□<br>Secundário□<br>Universidade□ | 1<br>2<br>3<br>4 |
| B-5 Qual é a sua categorias profissionais? | Agricultor□<br>Funcionário público□<br>Dona de casa□<br>Alunos/Estudante□<br>Setor informal□<br>Não está a funcionar□ | 1<br>2<br>3<br>4<br>5<br>6 |

**Section C: Acessibilidade ao centro de tuberculose/unidade de saúde**

Assinale a opção correta ou escreva a resposta no espaço reservado

| Questão | Categoria | Código |
|---|---|---|
| C-1 Por vezes faltar para recolher o seu medicamentos do centro de saúde a tempo e horas? | Sim□<br>Não□ | 1<br>2 |
| C-2 Quantos dias de tratamento a saúde a instalação fornece-o? | 0 a 7 dias□<br>8 a 14 dias□<br>15-21 dias□<br>22-30 dias□<br>Mais de 30 dias □ | 1<br>2<br>3<br>4<br>5 |
| C-3 Em caso afirmativo, quais são as razões? | razões---------------------------------- | |

**Secção D: Apoio à família**

Assinale a opção correta ou escreva a resposta no espaço reservado

| Perguntas | Categoria | Código |
|---|---|---|
| D-1 Fica com a sua família? | Sim □<br>Não □ | 1<br>2 |
| D-2 A sua família sabe que está a sofrer de tuberculose? | Sim □<br>Não □ | 1<br>2 |
| D-3 A sua família sabe que o medicamento que está a tomar é para a tuberculose? | Sim □<br>Não □ | 1<br>2 |
| D-4 Tem algum membro da sua família que cuide de si? | Sim □<br>Não □ | 1<br>2 |
| D-5 Recebeu apoio do seu família? | Sim □<br>Não □ | 1<br>2 |
| D-6 Em caso afirmativo, que tipo de apoio que obtiveram? | - Finanças<br>- Alimentação<br>- Outros (especificar): ----------------- | 1<br>2<br>3 |

**Secção E: Medicamento para a tuberculose tomado**

Assinale a opção correta ou escreva a resposta no espaço reservado

| Questão | Categoria | Código |
|---|---|---|
| E-1 Quantas vezes foi tratado para a tuberculose? | Primeira vez<br>Segunda vez<br>Outros:----------- | 1<br>2<br>3 |
| E-2 Se foi a segunda vez ou outras, durante quanto tempo fez o tratamento da tuberculose no passado? | | |
| E-3 Ficou curado? | Sim<br>Não | 1<br>2 |
| E-4 Para o tratamento atual, quando é que começou a receber tratamento (dd/mm/aa) | / ___/ | |
| E-5Tem por vezes não toma os seus medicamentos? | Sim□<br>Não□ | 1<br>2 |
| E-6 Em caso afirmativo, quantas vezes faltou desde o início do tratamento? | ____________ | |
| E-7 De cada vez, durante quantos dias não tomou o medicamento? | Primeira vez:<br>< 14 dias □ ≥14 dias □<br>Segunda vez<br>< 14 dias □ ≥14 dias □ Outros: | 1<br>2<br>1<br>2<br>3 |
| E-8O seu tratamento foi mais prolongado do que o previsto? | Sim □ Não □ | 1<br>2 |
| E-9 Em caso afirmativo, como muitos dias o seu tratamento foi prolongado? | 8-14 dias □<br>15-21 dias □<br>21-28 dias □<br>> 29 dias □ | 1<br>2<br>3<br>4 |
| E-10 Porquê o seu tratamento foi prolongado? | Razões ----------------------------------- | |
| E-11Didyou experimentar qualquer um dos estes problemas após tomar o seu medicação? | Náuseas/Vómitos □<br>Diarreia□<br>Cãibras abdominais □<br>Tonturas□<br>Erupção cutânea□<br>Outros: especificar------------------<br>Nenhum :□ | 1<br>2<br>3<br>4<br>5<br>6<br>7 |
| E-12 Tem alguma saúde subjacente condições? | Doença hepática□<br>Doença renal□<br>Outros: especificar------------------<br>Nenhum□ | 1<br>2<br>3<br>4 |
| E-13 Utilizou ervas aromáticas e tradicional medicação durante o seu Tratamento da tuberculose? | Sim □<br>Não □ | 1<br>2 |

| E-14 Que outros medicamentos tradicionais utilizou? | | |
|---|---|---|
| E-15 Quando tomou medicamentos tradicionais fez:<br>E-16a- deixar de utilizar medicamentos<br>E-15b- tomou TB medicação com medicina tradicional mas vómitos?<br>E-15c-Tomou tuberculose medicação com medicina tradicional mas teve diarreia? | Sim □<br>Não □<br><br>Sim □<br>Não □<br><br>Sim □<br>Não □ | 1<br>2<br><br>1<br>2<br><br>1<br>2 |

**Muito obrigado pela vossa participação**

**Anexo 2: Variáveis analisadas**

| **Variáveis independentes** | **Categoria** | **Perguntas** | **Categoria de respostas** |
|---|---|---|---|
| Esfregaço de escarro positivo em 2nd meses de tratamento (sim/não) | Sim= Positivo Não= Negativo | A-7 Resultado laboratorial em 2nd mês de tratamento | Negativo/Positivo |
| Estado do processo (0/1) | 0= Controlo (negativo) 1= Caso (positivo) | A-9Laboratório resultado em 5th de tratamento | Negativo/Positivo |
| Sexo do doente (0/1) | 0 = Mulher 1= Homem | B-1 Sexo do doente | Masculino/Feminino |
| Idade | < 45 anos<br>45 anos ou mais | B-2 Que idade tem? | Idade em anos |
| Não se deslocou ao centro de tuberculose para recolher o medicamento para a tuberculose (sim/não) | Sim/Não | C.1 Por vezes, faltou à recolha do seu medicamentos do centro de saúde? | Sim/Não |
| Membro da família toma conta (sim/não) | Sim/Não | D-4 Tem algum membro da sua família que cuide de si? | Sim/Não |
| Recebeu apoio da família (sim/não) | Sim/Não | D-5 Recebeu apoio da sua família? | Sim/Não |
| Historial dos anteriores Tratamento da tuberculose (sim/não) | Sim = segunda vez Não = primeira vez | E-1 Quantas vezes foi tratado para a tuberculose? | -Primeira vez<br>-Segunda vez<br>-Outros |
| Atraso no tratamento (sim/não) | Sim= tempo entre o diagnóstico e início do tratamento = 14 dias e +<br>No= tempo entre o diagnóstico e início do tratamento < 14 dias | E-4 Para o tratamento atual, quando é que começou a receber tratamento<br>Data do diagnóstico | Data<br>Data |
| Não tomou o medicamento contra a tuberculose (sim/não) | Sim= número de dias superior a 14 dias<br>Não = não faltar ou número | E-5 Por vezes, não tomou os seus medicamentos? | Sim/Não<br>Número de dias |

| | | | |
|---|---|---|---|
| | de dias faltados inferior a 14 dias | E-7 De cada vez, quantos dias não tomou o medicamento? | |
| Historial de efeitos secundários de medicamentos para a TB (sim/não) | Sim= qualquer um destes problemas<br>Não= Nenhum | E-11 Teve algum destes problemas depois de tomar a sua medicação? | -Náuseas/vómitos<br>-Diarreia<br>-Cãibras abdominais -Tonturas<br>-Rash<br>-Outros<br>-Nenhum |
| Existência de doença subjacente (sim/não) | Sim= Doença hepática ou doença renal ou outras<br>Não= Nenhuma | Tem algum destes problemas de saúde subjacentes? | Doença hepática<br>Doença renal<br>Outros<br>Nenhum |
| Utilização de medicamentos tradicionais/ervas aromáticas (sim/não) | Sim/Não | E-13 Utilizou ervas aromáticas e medicamentos tradicionais durante o tratamento da tuberculose? | Sim/Não |

**Anexo 3:** Aprovação do Comité de Ética em Investigação da Universidade de Pretória

The Research Ethics Committee, Faculty Health Sciences, University of Pretoria complies with ICH-GCP guidelines and has US Federal wide Assurance.

* FWA 00002567, Approved dd 22 May 2002 and Expires 13 Jan 2012.
* IRB 0000 2235 IORG0001762 Approved dd Jan 2006 and Expires 13 Aug 2011.

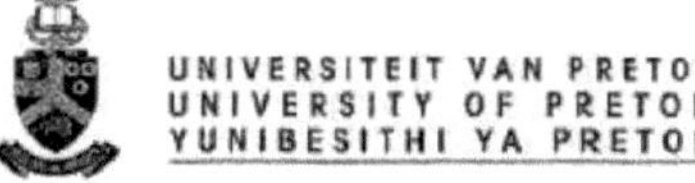


Faculty of Health Sciences Research Ethics Committee
Fakulteit Gesondheidswetenskappe Navorsingsetiekkomitee

**DATE: 10/08/2010**

| | |
|---|---|
| PROTOCOL NO. | **115/2010** |
| PROTOCOL TITLE | Risk factors for tuberculosis treatment failure among pulmonary tuberculosis patients in four health region of Burkina Faso |
| INVESTIGATOR | **Principal Investigator:** Bernard Sawadogo |
| SUBINVESTIGATOR | None |
| SUPERVISOR | Dr Tint Khint |
| DEPARTMENT | **Dept:** SAFELTP/NICD **E-Mail:** bernardsawadogo@gmail **Cell:** 076 737 6485 |
| STUDY DEGREE | Master in Public Health |
| SPONSOR | None |
| MEETING DATE | **30/06/2010** |

The Protocol and Informed Consent Document were approved on 28/07/2010 by a properly constituted meeting of the Ethics Committee subject to the following conditions:

1. The approval is valid for 1 years period, and
2. The approval is conditional on the receipt of 6 monthly written Progress Reports, and
3. The approval is conditional on the research being conducted as stipulated by the details of the documents submitted to and approved by the Committee. In the event that a need arises to change who the investigators are, the methods or any other aspect, such changes must be submitted as an Amendment for approval by the Committee.

*Members of the Research Ethics Committee:*

| | |
|---|---|
| Prof M J Bester | (female)BSc (Chemistry and Biochemistry); BSc (Hons)(Biochemistry); MSc(Biochemistry); PhD (Medical Biochemistry) |
| Prof R Delport | (female)BA et Scien, B Curationis (Hons) (Intensive care Nursing), M Sc (Physiology), PhD (Medicine), M Ed Computer Assisted Education |
| Prof VOL Karusseit | MBChB; MFGP(SA); MMed(Chir); FCS(SA) - Surgeon |
| Prof JA Ker | MBChB; MMed(Int); MD – Vice-Dean (ex officio) |
| Dr NK Likibi | MBBCh – Representing Gauteng Department of Health) |
| Prof TS Marcus | (female) BSc(LSE), PhD (University of Lodz, Poland) – Social scientist |
| Dr MP Mathebula | (female)Deputy CEO: Steve Biko Academic Hospital |
| Prof A Nienaber | (female) BA(Hons)(Wits); LLB; LLM(UP); PhD; Dipl.Datametrics(UNISA) – Legal advisor |
| Mrs MC Nzeku | (female) BSc(NUL); MSc(Biochem)(UCL, UK) – Community representative |
| Prof L M Ntlhe | MBChB(Natal); FCS(SA) |
| Snr Sr J Phatoli | (female) BCur(Et.A); BTec(Oncology Nursing Science) – Nursing representative |
| Dr R Reynders | MBChB (Prêt), FCPaed (CMSA) MRCPCH (Lon) Cert Med. Onc (CMSA) |
| Dr T Rossouw | (female) M.B.,Ch.B. (cum laude); M.Phil (Applied Ethics) (cum laude), MPH (Biostatistics and Epidemiology (cum laude), D.Phil |
| Dr L Schoeman | (female) B.Pharm, BA(Hons)(Psych), PhD – Chairperson: Subcommittee for students' research |
| Mr Y Sikweyiya | MPH; SARETI Fellowship in Research Ethics; SARETI ERCTP; BSc(Health Promotion) Postgraduate Dip (Health Promotion) – Community representative |

MS: dd 2010/08/24: C:\Documents and Settings\User\My Documents\Protokolle\Grade briewe\Letters 2010\115.doc

| | |
|---|---|
| Dr R Sommers | (female) MBChB; MMed(Int); MPharmMed – **Deputy Chairperson** |
| Prof TJP Swart | BChD, MSc (Odont), MChD (Oral Path), PGCHE – School of Dentistry representative |
| Prof C W van Staden | MBChB; MMed (Psych); MD; FCPsych; FTCL; UPLM - **Chairperson** |

**DR R SOMMERS**; MBChB, MMed(Int); MPharmMed
Deputy Chairperson of the Faculty of Health Sciences Research Ethics Committee, University of Pretoria

**Anexo 4**: Burkina Faso, aprovação do Comité de Ética da Investigação em Saúde

**MINISTERE DE LA SANTE**
-----------------------
**MINISTERE DES ENSEIGNEMENTS SECONDAIRE, SUPERIEUR ET DE LA RECHERCHE SCIENTIFIQUE**
-----------------------
**COMITE D'ETHIQUE POUR LA RECHERCHE EN SANTE**

**BURKINA FASO**
**Unité - Progrès - Justice**

**DELIBERATION N° 2010-40**

1. **TITRE DE LA RECHERCHE**

   « Facteurs de risque d'échec de traitement antituberculeux dans les régions sanitaires du Plateau central, du Nord, du Centre Nord et du Centre Sud, Burkina Faso, 2009 ».

2. **REFERENCE DU PROTOCOLE**

   Version du 17 mai 2010

3. **DOCUMENTATION**

   - protocole de recherche ;
   - budget de l'étude.

4. **REFERENCE DU DEMANDEUR**

   Investigateur principal : SAWADOGO Bernard

5. **SITES DE LA RECHERCHE**

   Régions sanitaires du plateau central, du Nord, du Centre Nord et du Centre Sud du Burkina Faso

6. **DATE DE LA DELIBERATION**

   9 juin 2010

7. **ELEMENTS EXAMINES**

   - conception scientifique et conduite de la recherche ;
   - soins et protection des participants à la recherche ;

- protection de la confidentialité des données du participant à la recherche ;
- processus de consentement éclairé ;
- budget de la recherche.

8. **OBSERVATIONS**

*- Remettre le nom du chercheur au lieu d'un numéro d'étudiant ;*
*- corriger les fautes ;*

9. **AVIS DU COMITE**

Avis favorable

10. **RESERVES**

RAS

11. **RECOMMANDATIONS**

RAS

Ouagadougou, le 9 juin 2010

**Le Rapporteur**

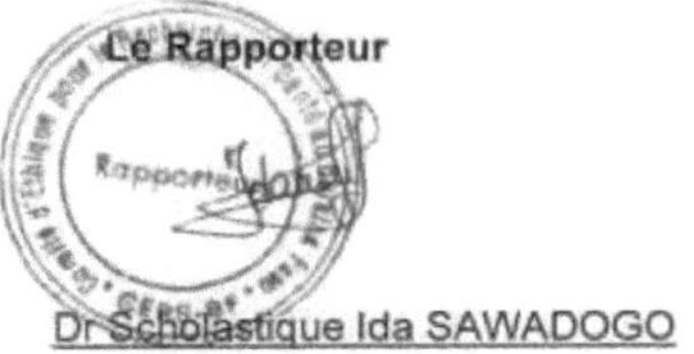

Dr Scholastique Ida SAWADOGO

**Le Président/PI**

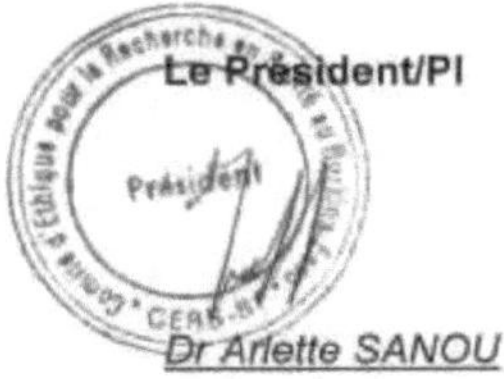

*Dr Arlette SANOU*

**Anexo 5:** Aprovação do Burkina Faso, Ministério da Saúde

MINISTERE DE LA SANTE

------------

SECRETARIAT GENERAL

BURKINA FASO

------

*Unité – Progrès - Justice*

1659

N° 2010___________/MS/SG

Ouagadougou, le 30 JUIL 2010

**AUTORISATION D'EFFECTUER UNE COLLECTE DE DONNEES**

Dans le cadre de la rédaction de son mémoire de fin de formation en épidémiologie d'intervention (Master de santé publique), portant sur le thème : «Facteurs de risque d'échec de traitement anti tuberculeux dans les régions sanitaires du Nord, du Centre-nord, du Plateau-central et du Centre-sud, Burkina Faso, 2009 », il est accordé à Monsieur SAWADOGO Bernard, Etudiant à l'Université de Pretoria en Afrique du Sud, une autorisation d'effectuer une collecte de données dans les régions concernées.

Aussi, j'invite les structures concernées à bien vouloir faciliter l'accès aux informations à cet étudiant pour le bon déroulement de sa collecte.

Burkina Faso Ministère de la santé • Secrétariat Général

Le Secrétaire Général

Pr Adama TRAORE

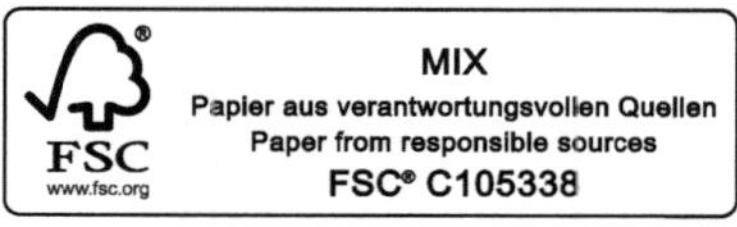


Printed by Books on Demand GmbH, Norderstedt / Germany